U0281461

疼痛心理学

Pain Psychology for Clinicians

A Practical Guide for the Non-Psychologist Managing Patients with Chronic Pain

非心理专业医生管理慢性疼痛患者的实践指南

［美］利安娜·R. 西安弗里尼（Leanne R. Cianfrini）

［美］伊丽莎白·J. 理查森（Elizabeth J. Richardson）　著

［美］丹尼尔·M. 多利斯（Daniel M. Doleys）

戴琴　胡理　孙笑笑　代宗佩　谭洁滢　译

人民邮电出版社

北京

图书在版编目（CIP）数据

疼痛心理学 ： 非心理专业医生管理慢性疼痛患者的实践指南 /（美）利安娜·R.西安弗里尼 (Leanne R. Cianfrini)，（美）伊丽莎白·J.理查森 (Elizabeth J. Richardson)，（美）丹尼尔·M.多利斯 (Daniel M. Doleys) 著 ；戴琴等译. -- 北京 ： 人民邮电出版社，2024.6
ISBN 978-7-115-64400-8

Ⅰ．①疼… Ⅱ．①利… ②伊… ③丹… ④戴… Ⅲ．①疼痛－医学心理学 Ⅳ．①R441.1

中国国家版本馆CIP数据核字(2024)第094962号

内 容 提 要

近年来，疼痛尤其是慢性疼痛对患者的多维度影响越来越受到临床医生的重视。如何从心理学的角度看待患者的疼痛，如何帮助患者缓解疼痛，如何运用有效的策略与患者沟通，成为每位临床医生必须具备的能力。作为管理慢性疼痛患者的实践指南，本书阐述了多种心理学理论，提供了大量案例和多种沟通策略，引导非心理专业医生与患者建立良好的医患关系，像疼痛心理医生一样与患者沟通，以提高患者的满意度，促进积极的治疗效果。

本书共分为9章：第1章讲述了将心理学引入临床实践的必要性；第2章讲述了医疗保健中的核心沟通技巧；第3章到第9章分别讲述了如何治疗疼痛评级为14的患者、说"我现在不能做我以前常做的事"的患者、祈求你帮助他们缓解疼痛的患者、使用阿片类药物的患者、抑郁的患者、焦虑的患者，以及愤怒的患者。

本书适合心理咨询师、心理治疗师、疼痛治疗师、临床医生等专业人士，以及与疼痛心理学相关的教育工作者和学生阅读。

◆ 著 ［美］利安娜·R.西安弗里尼（Leanne R. Cianfrini）
　　　 ［美］伊丽莎白·J.理查森（Elizabeth J. Richardson）
　　　 ［美］丹尼尔·M.多利斯（Daniel M. Doleys）
　　译 戴 琴 胡 理 孙笑笑 代宗佩 谭洁滢
　　责任编辑 杨 楠
　　责任印制 彭志环

◆ 人民邮电出版社出版发行　　北京市丰台区成寿寺路 11 号
　　邮编 100164　电子邮件 315@ptpress.com.cn
　　网址 https://www.ptpress.com.cn
　　三河市中晟雅豪印务有限公司印刷

◆ 开本：880×1230　1/32
　　印张：8.75　　　　　　　　2024 年 6 月第 1 版
　　字数：174 千字　　　　　　2024 年 6 月河北第 1 次印刷
　　著作权合同登记号　图字：01-2023-4785 号

定 价：69.00 元
读者服务热线：（010）81055656　印装质量热线：（010）81055316
反盗版热线：（010）81055315
广告经营许可证：京东市监广登字 20170147号

作者简介

    利安娜·R. 西安弗里尼，博士，加拿大不列颠哥伦比亚省 CBI 健康小组、阿伯茨福德疼痛和药物管理小组的注册心理医生。她曾在美国疼痛医学学会（American Academy of Pain Medicine）和亚拉巴马心理协会（Alabama Psychological Association）的多个委员会任职。她是南方疼痛协会（Southern Pain Society）的前任主席。作为亚拉巴马伯明翰大学的兼职助理教授，她讲授关于"干预和行为观察"这门研究生核心课程已有 10 余年。她的临床方向和兴趣包括疼痛和失眠的认知行为疗法（Cognitive-Behavioral Therapy，CBT）、接纳承诺疗法（Acceptance and Commitment Therapy，ACT）、促进健康和预防复发的动机式访谈（Motiviational Interviewing，MI）、焦点解决短期治疗（Brief Solutions-Focused Therapy，BSFT）和正念训练（Mindfulness Training，MT）。

    伊丽莎白·J. 理查森，博士，公共卫生学硕士，美国蒙特瓦洛大学社会与行为科学助理教授，讲授包括"疼痛心理学"在内的多门课程。理查森博士在临床心理学领域的专长是与患有慢性疼痛的个体合作，并在退役军人事务部的一个综合疼痛康复项目中担任疼痛心理医生。她的研究重点是疼痛感知、慢性疼痛、疼痛的心理治疗、脊髓损伤，以及健康、生物学、大脑和行为之间的相互关系。

丹尼尔·M. 多利斯，博士，美国亚拉巴马州伯明翰多利诊所及疼痛与康复研究所主任。在开设私人诊所前，他曾是亚拉巴马大学伯明翰分校医学院的心理学副教授。他的临床和研究兴趣主要集中在慢性疼痛的评估与治疗上。他获得了亚拉巴马心理协会颁发的"杰出研究心理学家奖"，以及南方疼痛协会为表彰其在疼痛领域的杰出表现而颁发的"杰出研究及临床照护奖""杰出贡献奖"和"休伯特·L. 罗索莫夫和蕾妮·S. 罗索莫夫疼痛管理卓越医生奖"。

译者简介

戴琴，女，1977年11月出生，重庆江津人。现为陆军军医大学医学心理系教授，博士生导师，中国社会心理学会理事、军事心理学专业委员会主任委员，中国心理学会心理学普及工作委员会、情绪与健康专业委员会委员。欧洲著名"Expertscape"排名Top2.1%学者，2022年爱思唯尔（Elsevier）高下载论文作者获奖者，陆军科技英才，重庆市学术技术带头人后备人才。2011年于美国密歇根大学访学一年。从事抑郁防治和心理健康促进研究工作20余年，提出心理健康促进新策略和抑郁防治新方法，总结抑郁易感的行为学特点，提出抑郁发生率性别差异的理论假设；观察抑郁注意抑制缺陷的脑区激活特点及环路机制；开发抑郁耐受注意训练模式，为抑郁防治提供新思路；形成基于慈心冥想的爱能教育训练方案和基于冥想的情绪表达干预策略，为心理健康促进提供了新的可供选择的干预方法。主持国家自然科学基金、国家社科基金、国家博士后基金、军队创新课题及省部级自然基金重点项目等14项课题，以第一作者和通讯作者发表论著100余篇，其中SCI收录27篇，总影响因子102.18。获中华护理学会科技奖三等奖、军队医疗成果奖三等奖。以第三完成人开发软件"军人抑郁防治的认知神经训练系统（2018SR1070957）"并投入使用。主编国家级教材《健康心理学》，参编教材13部（含人卫社十三五规划教材 3 部）：包括参编《抑郁症认知神经基础》；参编人民卫生出版社出版的《医学心理学》，该书于 2008 年被评为原总后百部精品教材；参编人民卫生出版社出版的《健康心理学》，该书于 2020 年获得天津教材建设优秀教材二等奖；参编人民卫生出版社出版的《护理心理学》，该书于 2020 年获得黑龙江省教材建设优秀教材一等奖。

胡理，男，1982 年 2 月出生，湖南湘潭人。现为中国科学院心理研究所研究员、中国科学院大学岗位教授、博士生导师、伦敦大学学院名誉高级研究员、国家自然科学基金委员会优秀青年科学基金获得者、北京市杰出青年科学基金获得者；兼任中国心理学会副秘书长、中国心理学会生理心理学专委会副主任委员、中国生理学会转化神经科学专业委员会副主任委员、中国神经科学学会感觉与运动分会委员等职务；获北京市自然科学二等奖、中科院朱李月华优秀教师奖、中国科学院优秀导师、中国科学院教育教学成果奖二等奖、中国科学院大学研究生优秀课程奖和中国科学院大学"领雁奖章"（振翅奖）等表彰。近年来，围绕"认识疼痛 – 评估疼痛 – 缓解疼痛"这一科学主题，优化了脑神经信号分析方法，通过跨物种研究手段，结合多模态脑影像和认知神经调控等技术，深入研究了疼痛信息处理的脑神经机制，挖掘了疼痛敏感性与特异性的脑神经指标，并基于此开发了人体疼痛的评测系统。在此基础上，探索了缓解疼痛、提高人体疼痛耐受力的认知神经调控技术，开发了一系列缓解疼痛的调控方法，为减轻患者的痛苦提供了有效的策略。这些研究工作先后得到了国家自然科学基金、国家重点研发计划和世界疼痛研究学会国际合作基金等多个研究项目的支持。在《自然人类行为》(*Nature Human Behaviour*)、《科学通报》(*Science Bulletin*)、《神经病学》(*Neurology*)、《神经科学和生物行为评论》(*Neuroscience and Biobehavioral Reviews*)、《细胞报告医学》(*Cell Reports Medicine*)、《分子精神病学》(*Molecular Psychiatry*)、《美国国家科学院院刊》(*Proceedings of the National Academy of Sciences,PNAS*)和《神经科学趋势》(*Trends in Neurosciences*)等权威期刊上发表100多篇学术论文。主编了多部中英文专著,其中《脑电信号处理与特征提取》入选中国科学院大学研究生教材,《疼痛认知神经科学》获国家科学技术学术著作出版基金资助,入选"十三五"国家重点出版物出版规划项目。英文专著 *EEG Signal Processing and Feature Extraction* 在国际上广为传播,深受国内外同行好评,截至2024年5月,其网络版已被下载超过10万次。

孙笑笑,女,中共党员,1988年12月出生,山东东平人。现为陆军军医大学博士研究生,接受上海交通大学转化医学院冥想高阶指导师、壹心理中阶心理咨询师长程培训及心理团体辅导等培训,具备中级心理治疗师资质,曾多次主持青少年、部队官兵的心理团体辅导和个体心理访谈。主要研究方向为青少年抑郁障碍和农村留守儿童亲子疏离。目前发表论著10篇,SCI论文6篇。

代宗佩,女,中共党员,1995年8月出生,重庆涪陵人。硕士毕业于西南大学基础心理学专业,现为陆军军医大学博士研究生，主要研究方向为家庭心理与抑郁障碍。高阶冥想指导师，关注萨提亚家庭治疗流派的心理咨询技术，具备高中心理健康教师资格证，曾多次主持小学、初中、高中、部队等群体的心理团体辅导与心理访谈，热爱心理研究和心理教育工作。

谭洁滢，女，2000 年 11 月出生，重庆酉阳人。本科毕业于四川外国语大学，受过专业英语训练 4 年，英语专业八级。现为重庆大学公共管理学院心理学专业硕士研究生，主要研究方向为精神分析与超我探索。

译者序

疼痛虽伴随人类几千年，但直到最近，人们才把疼痛与心理联系起来。

临床上常见慢性躯体疼痛、躯体疾病伴发的疼痛，而心因性疼痛存在于有限的心理学研究和临床心理治疗中。久经酝酿，难以解释的躯体主诉被心理学界纳入心理疾病诊断，尝试从心理的角度理解并缓解患者的疼痛对疼痛管理而言意义斐然。本书作者试图引导非心理专业临床医生"像疼痛心理医生一样与患者沟通"，这样，临床医生在缓解和管理临床慢性疼痛时就可以更加积极和主动，而不会过于无奈和无计可施。虽然本书是疼痛心理学的入门级图书，却能很好地帮助在临床上因为疼痛而陷入心理困扰的患者及其家属、医生和工作人员。

本书是写给临床医生的实践指南，三位作者拥有累计70余年的社区行为医学临床实践经验。出版本书不是为了教授如何治疗慢性疼痛，或者如何管理止痛剂，而是希望传递一种意识，即在传递专业知识的同时表达共情的简单沟通策略可以在疼痛患者的治疗预后、改善疼痛治疗的困境方面起到意想不到的作用。本书主要讲述了在临床实践中应用共情的沟通策略的重要性，并以生动的案例讲解如何与具体类型的疼痛患者和伴随情绪障碍的患者进行有效的沟通，以帮助广大临床医生提升沟通能力，舒缓治疗压力，最终提升由临床事业带来的价值感。

本书共 9 章，大致分为四部分。

第一部分，即第 1～2 章，重点讲述了为什么要将心理学技术引入临床实践，以及医疗保健中的核心沟通技巧，为后面与具体类型的疼痛患者开展沟通工作提供基础。

第二部分，即第 3～5 章，主要讲述了如何面对在 1～10 的评级中将疼痛评为 14 的患者、说"我现在不能做我以前常做的事"的患者，以及祈求你帮助他们缓解疼痛的患者，以帮助临床医生从临床治疗困境中获得某种技巧和能量，缓解临床治疗压力。

第三部分，即第 6 章，单独对阿片类药物使用进行了讨论，并对临床疼痛管理的药物使用进行了充分的探讨。

第四部分，即第 7～9 章，进一步深入讨论如何与抑郁/有自杀倾向的患者、焦虑的患者和愤怒的患者进行有效的沟通，提升由临床事业带来的价值感和意义感。

本书采用生动的案例情境、活泼的语言和基于科学研究的严谨数据或图表，为读者呈现了精彩、实用的内容。本书总结了详细的参考书目，为进一步阅读和研究提供了额外的资源。本书的可读性和实用性很强，内容涉及疼痛心理学的方方面面，也引用了前沿的学术理论和观点，为广大临床医生提供了缓解临床疼痛这一治疗困境的科学、可行的心理学方法。

胡　理

2023 年 9 月 23 日于北京

前言

据估计，美国有 0.5 ~ 1 亿人患有某种慢性疼痛疾病。没有迹象表明，疼痛流行率或发病率随时间的推移而下降。事实上，因主诉疼痛而入院治疗的儿童人数正在增加。慢性疼痛最终被认为是一种疾病过程，就像糖尿病和高血压一样。在大多数情况下，这种持续的疼痛将需要终身的管理。当人们认识到慢性疼痛可能是其他疾病的一种症状时，情况就更加复杂了。而准备与患者长期合作的训练有素的疼痛管理专家非常紧缺，大多数疼痛治疗诊所仅提供单一的短期干预，而不提供能够促进持久自我管理技巧的跨学科保健模式。

许多慢性疼痛患者出现在初级保健机构，他们的表现可能非常复杂，疼痛被掩盖在一系列身体、心理和社会因素中。但有效管理这样的患者所需的时间和资源非常有限，这让已经负担过重的临床医生只能尽力而为。通常，这意味着采取几乎姑息性的治疗方法，治疗重点是尽可能地保持最好的生活质量，而不寄希望于显著改善症状。与慢性疼痛对抗可能会让患者、临床医生和工作人员都感到沮丧和心情沉重。

本书旨在提供一些有意义的沟通方法，以管理患者的慢性疼痛，无论它是患者的核心主诉还是继发于另一种疾病的症状。众所周知，临床医患关系的建立是有效治疗的基础，因为患者可能会寻求你的安慰和理解。根据过去的医疗经验，患者可能会觉得自己有一些东西需要证明或辩护；他们可能会对推荐的治疗方案采取一种被动的态度；他们可能会害怕疼痛，并希望你来引导他们；他们可能存在与阿片类药物使用有关的行为；他们可能会共病心境障碍，使症状表现复杂化；他们可能会表现出不切实际的期望或愤怒，并存在质疑的态度。理解医患互动中心理上的细微差别有助于减轻双方的困扰，促进临床医生对患者的照护。

综上，基于行为医学视角，三位作者拥有 70 余年在社区环境中治疗慢性疼痛患者的经验。在某种程度上，他们遇到了书中所描述的每一个临床小插曲。这并不是一本学术书或理论性的书，而是一本基于研究证据的沟通策略实践指南，是一本"像疼痛心理医生一样与患者沟通"的入门级图书。毫无疑问，本书的一些读者已经拥有敏锐的洞察力和熟练的沟通能力。我们希望你能发现，本书所提出的建议对你所拥有的技能和所付出的努力来说都是积极的强化剂。本书的目的不是提供关于如何治疗慢性疼痛、如何使用阿片类药物进行治疗，或者如何治疗与疼痛相关的心境障碍的具体细节。这些主题在其他工作手册和教科书中都已有所涵盖。本书所传递的信息是：在传递专业知识的同时表达共情的简单沟通策略，让读者可以在创造良好的临床结局、提高患者满意度，以及在具有挑战性的临床生涯中重拾意义感和价值感方面大有作为。

目录

第 1 章 | 为什么要将心理学技术引入临床实践 // 001

丹尼尔·M. 多利斯

第 2 章 | 医疗保健中的核心沟通技巧 // 021

伊丽莎白·J. 理查森

第 3 章 | 在 1~10 的评级中将疼痛评为 14 的患者 // 053

利安娜·R. 西安弗里尼

第 4 章 | 那些说"我现在不能做我以前常做的事"的
患者 // 083

利安娜·R. 西安弗里尼

第 5 章 | 那些祈求你帮助他们缓解疼痛的患者 // 107

利安娜·R. 西安弗里尼

第 6 章 │ 关于阿片类药物使用的讨论　// 133

利安娜·R. 西安弗里尼

第 7 章 │ 抑郁 / 有自杀倾向的患者　// 171

伊丽莎白·J. 理查森

第 8 章 │ 焦虑的患者　// 197

利安娜·R. 西安弗里尼

第 9 章 │ 愤怒的患者　// 231

丹尼尔·M. 多利斯

致谢　// 263

第 1 章

为什么要将心理学技术
引入临床实践

丹尼尔·M.多利斯

回想一下你过去几周的日程安排。在查看近期的预约清单时，你是否曾喃喃自语："我今天真的必须见他吗？治疗没有任何进展，他总是不高兴。"你是否有过因为单纯地"没心情"诊治某位患者而想把他转诊给同事的时候？当患者通过言语阻止你离开诊室，如"求你了，我还有一件小事"时，你感觉如何？如果你仅仅是靠近诊台准备检查，患者就痛苦地抽搐、呻吟、抓着你不放，或者毫不愧疚地说"这个月我疼得更厉害了，所以我必须服用更多氢可酮，你得早点给我续药"，你感觉如何？有时，我们会感觉周末来得太慢，工作日来得太快。如果我们在治疗患者时只需要遵守循证医学程序，而无须与他们打交道，那么临床实践就会容易得多了。

当然，上述内容有开玩笑的成分，但照护患者所带来的情绪压力是有据可查且久被业界公认的[1,2]。这些情绪压力会影响临床医生的个人和职业生活——其个人健康、家庭动态关系、情绪和工作满意度都容易受到影响。为了强调特定类型的患者如何影响临床医生，奥多德（O'Dowd）[3]用"让人头痛"来形容那些"用自己的行为激怒、挫败和压倒医生"的患者。然而，这些"让人头痛"的患者通常患有严重的健康问题，他们是一群完全不同的人，唯一的共同点似乎是他们给医生和治疗带来的麻烦，他们的问题和表现令人费解。

如果你正在阅读本书，那么你很可能也有意或无意地选择了一种最复杂的疾病——慢性疼痛。慢性疼痛及与疼痛相关的诊断（如骨关节炎、退行性椎间盘疾病或纤维肌痛），是患者去看初级保健医生的少数基本 / 根本原因之一[4]。慢性疼痛对提供临床服务的一线医护人员来说是一种挑战，部分原因是慢性疼痛的定义明确了躯体和情感成分的存在及其复杂的相互作用[5]。许多人认为慢性疼痛本身就是一种疾病过程[6,7]，但目前缺乏明确的客观生物标志物。尽管人们在努力阐明疼痛的功能性脑成像特征和遗传生物标志物[8,9]，但现在的医护人员几乎被迫只关注患者的主观报告。正如我们所知，X 光（X-ray）和磁共振成像（Magnetic Resonance Imaging，MRI）等诊断性扫描可能会发现结构损伤或病理变化，但它们并不能准确地反映患者的个人疼痛体验。

实验室研究和临床试验需要把同质组患者分离开来，以探明疼痛体验的个体差异或确定有效的治疗方法。然而，在临床实践中，患者在其独特的文化情境下会提出复杂且动态的具有生物心理学基础的主诉（Complaints）。门诊患者之间差异很大，他们有着不可预测的病程进展，所患疾病的影响因素可追溯到童年，并且存在许多医学和心理的并发症。斯科特 – 沃伦（Scott-Warren）[10] 将这种体验表达为：

"几乎无一例外的是，每位患者都受生物、心理和社会三个因素错综复杂的相互作用的影响……这些相互作用共同促成了慢性疼痛患者的处境。这些并发症包括抑郁障碍、高血压、疼痛灾难化、失眠和肥胖等多种疾病。"

约 70% 的慢性疼痛患者也被诊断患有精神 / 心理障碍。慢性疼痛与抑郁障碍共病的发生率高达 85%[11]。此外，作为疼痛管理的一部分，阿片类药物的广泛使用已经显著地改变了临床医生所面临的问题情境。一项针对初级保健治疗的研究发现，30% 的患者存在阿片类物质使用障碍的情况[12]。因此，对慢性疼痛患者的有效治疗呈现出一个全新的维度，其中心理学原理和技术不可或缺。心理学至少在三个广泛的领域发挥作用：

1. 发现并治疗影响患者对慢性疼痛的个人体验和治疗结果的心理社会因素；
2. 认识到临床医生在与患者互动及治疗决策方面的偏好和偏见；
3. 加强医患沟通。

显而易见的是，如何照护慢性疼痛患者对临床医生提出了更高的要求，并需要一系列沟通技术和技巧。

本书的目的和结构

在本书中，我们将使用临床医生这个通用术语，涵盖各种医务人员，包括医生、医师助理（Physician Assistants, PAs）和注册执业护士（Certified Registered Nurse Practitioners, CRNPs）。无论如何，这个术语适用于参与慢性疼痛患者照护的专业人员或受过培训的其他人员。

本书的目的是提供多种有效的、现实可行的技术和技巧，帮助临床医生与慢性疼痛患者进行日常沟通。其他图书已经详细概述了当代心理学的疼痛管理方法（见本章末尾的拓展阅读）。第 2 章总结了这些方法，为相关章中的患者情境部分提供了背景支持。在临床实践中，最常见、最富有挑战性的"案例"被用来演示如何将认知行为疗法、接纳承诺疗法，以及动机式访谈等公认的心理疗法的关键概念有效地整合到临床环境中。我们将呈现背景研究，以支持关于简短临床干预的建议（"情境"），并为增强与患者对话的质量（"沟通"）提出切实可行的解决方案。虽然这些疗法整体上很耗时，专为训练有素的心理专业人员设计和使用，但我们可以对其组成部分进行调整和精简，以供任何临床医生在医疗实践中使用。

　　掌握并运用一些基本的、有理论依据的技术可以节省临床医生的时间和情绪能量，并提高患者的治疗效果。重点是让患者与我们共同承担有效治疗的责任，并推动他们进行自我管理，包括使用跨学科模式。这与治疗糖尿病的模式相似，其中饮食、营养、体重管理和运动成为长期管理的关键组成部分。一个重要的基础是帮助患者了解慢性疼痛是一种与其他疾病相似的疾病过程，需要纵向的、团队的方法来管理。虽然我们很容易掌握医疗实践中的知识和技术，同时电子病历时代似乎将患者的症状体验简化为一系列点击框中的选项，但我们不应低估语言、积极倾听和共情式人际互动的治疗力量。

　　本书的另一个重要方面是，帮助临床医生根据患者病情的复杂性确定何时应该考虑将其转诊到多学科疼痛诊所、成瘾康复中心或精神科医生那里。本书旨在帮助临床医生识别驱动他们和患者之间的临床互动的情绪和动机，但并不意图取代心理治疗或适当的咨询转介。临床医生必须能够认识到他们在背景知识、培训和实践方面的局限性。

心理学和疼痛心理医生的作用

疼痛心理学本身已成为一个研究和实践领域，"躯体疼痛症状仅仅是'心因性疼痛'的一种表现，一些未被识别的非适应性心理/精神力量是导致疼痛的原因和持续因素"这一观念已过时。取而代之的是，人们认识到心理变量，包括情绪状态、期望、固有的和习得的应对技能、医患互动的质量及其他变量，可以显著影响疼痛体验和疼痛治疗的结局。总之，疼痛在生物心理社会背景下才能得到最好的解决。虽然疼痛心理医生在理论和疗法的发展中发挥了重要作用，但任何与患者互动和交流的人都会在某种程度上有意或潜意识地运用"疼痛心理学"。在临床上，理解和明确这些互动的细微差别很重要，这样它们才能为临床医生和患者带来最大的益处。

疼痛心理医生是临床医生中的独特群体。在美国，疼痛心理医生通常持有心理学博士学位，并获得当地或地区机构的心理学执业许可，这需要他们拥有相应证书并通过国家的执照考试。他们中的许多人主持过科研基金项目，经常活跃于国家和地区的与疼痛相关的学术组织中，这些组织大多具有跨学科性质。疼痛心理医生可以在学术机构、医院、初级保健服务点、门诊疼痛管理诊所或个人 / 团体的私人心理治疗诊所工作。疼痛心理医生虽然被认为是临床心理医生，但他们中的许多人在与疼痛和疼痛处理有关的解剖学、神经生理学、药理学、遗传学等领域接受了大量培训，具有丰富的知识背景。他们熟悉大量基于医学的疼痛疗法（如介入治疗、神经调控、药物治疗）。更重要的是，他们了解心理因素会如何影响这些治疗的结局。

一些疼痛心理医生付出大量时间做研究。大量高水平的、控制良好的研究已经证明了心理变量的贡献，帮助确立了临床实践标准。例如，慢性疼痛领域的研究已经证明了预后感知[13]、情绪[14]、实验者 / 观察者的性别[15]、配偶的存在[16]及神经生理学知识[17]对实验情境中受试者疼痛评级的影响。表 1.1 总结了经过系统研究的其他心理变量及其对疼痛强度和功能的影响，并给出了用于影响这些变量效应的治疗策略的例子。

表 1.1　影响疼痛强度和功能的心理变量

心理变量	描述	对疼痛强度和功能的影响	治疗策略
注意力和疼痛显著性	疼痛吸引并转移我们的注意力	• 增加警惕性和预期会增加疼痛强度 • 分心会降低疼痛强度	• 分散注意力的技巧 • 内感受暴露 • 正念技巧
认知 / 信念	想法和信念影响疼痛强度和功能	• 解释和信念会影响疼痛强度 • 灾难化和消极的想法会增加疼痛强度和失能 • 期望会影响结果、疼痛强度和功能	• 心理教育 • 认知重建 • 认知行为疗法

（续表）

心理变量	描述	对疼痛强度和功能的影响	治疗策略
情绪反应性	与疼痛相关的负面情绪会影响疼痛强度、认知、注意力和功能	• 恐惧、焦虑、抑郁和悲伤会增加疼痛强度和对活动的回避	• 认知行为疗法 • 接纳承诺疗法 • 正念减压疗法 • 行为激活，以增加积极体验
疼痛行为	个体应对疼痛的方式反过来影响其对疼痛的感知	• 逃避/躲避行为会增加痛苦和失能 • 缺乏活动节奏（活动不足或过度活动）会加剧疼痛 • 外显行为在不经意间把痛苦传递给他人	• 操作性条件技术（如强化期望行为） • 现实暴露疗法，如脱敏/逐级暴露于运动和活动中 • 应对技能训练
对医学治疗的依赖/过度依赖	依从医学治疗	• 不良事件的风险增加 • 短期收益 • 持续的低自我效能	• 自我管理技能训练 • 跨学科治疗方案

注：改编自参考文献[18]。

在临床环境中，心理医生肩负着多种重要职能。几乎所有国家的指南和行政法规都建议，凡涉及使用慢性阿片类药物治疗的，都要进行风险评估，以避免患者不安全使用药物和不遵守处方管制药物的情况。这些评估并非旨在识别"坏人"，而是帮助患者制订治疗计划，最大限度地提高治疗成功的机会，减少不良事件，并为临床医生树立信心，相信自己能够恰当管理患者。例如，在我们的私人诊所门诊中（这里的"我们"指的是作者利安娜·R. 西安弗里尼和丹尼尔·M. 多利斯），疼痛心理医生每天都会参与风险评估、阿片类物质使用障碍的评估、阿片类药物依从性的讨论和对依从性监测项目修订的建议、脊髓刺激器或神经调控评估、其他术前评估、鞘内泵的管理、失眠 / 体重管理 / 戒烟的短期行为干预、应对技能训练、生物反馈、正念训练，以及悲伤 / 焦虑 / 抑郁或其他情绪障碍的个体治疗。他们的一项主要职责是帮助患者了解疼痛的复杂性，设定现实可行的期望，并明确患者自身在成功的长期疾病管理中所起的作用。心理医生会在多学科的环境中与医生和物理治疗师合作，我们的诊所还为不在现场提供心理服务的社区从业人员提供这些服务。在有效且高效的医患沟通和患者管理技巧方面，超过 55 年的团队从业经历让我们积累了一些宝贵的经验。

如何找到当地的疼痛心理医生

在美国，以下几种方法可以帮助感兴趣的临床医生找到当地的疼痛心理医生。

1. 你可以联系你所在州的心理学考试委员会，获取当地有执照的治疗师名单及其执业专长。
2. 你可以联系当地提供心理学博士学位的大学的心理学系，确定他们是否有之前毕业的学生正在从事疼痛心理学领域的临床实践工作。

3. 一些地区和全国性的疼痛学会，如美国疼痛医学学会，会按专长和地区保存成员名册。

将心理服务的可得性扩大到周边地区的努力包括发展远程心理学，使心理医生能够为偏远地区（如农村初级保健环境）的患者提供服务，从而减少患者的路途不便和花费。该项目还有助于解决当前接受恰当培训且经验丰富的疼痛心理医生明显短缺的问题，并响应美国疼痛医学学会心理学特别工作组最近发出的"行动呼吁"[19]。

患者与临床医生之间的互动

以治疗为中心的标准的医患互动导向在很大程度上已经脱离了传统的"医疗模式"——以家长式照护为特点，患者不是决策过程的重要组成部分。当临床医生扮演权威角色时，一些患者会感到安心，因为他们可能对自己的症状、症状的含义、哪些检查最能揭示问题，以及如何评估治疗方案感到困惑。然而，也有人认为这种方式是专断的，患者会感到被忽视和被轻视，这反过来会影响患者的依从性。感到临床医生的不倾听、不敏锐或不尊重是患者离开的常见原因。患者感到被胁迫和愤怒，以及认为医生有敛财动机是患者提起诉讼的常见原因[20,21]。相反，无论实际结果如何，信任医生和感觉医生尽力提供帮助均是保护因素。建立并运用有效的沟通技巧不仅可以改善患者的治疗结局，还有助于避免尴尬或被起诉。

医患关系的发展趋势已经转变为包括以患者为中心、以人为中心和以个人为导向的合并术语（表 1.2 提供了区别）[22]。任何有经验的临床医生都遇到过需要特定检查或治疗的患者，这些患者认为临床医生的角色只是例行公事。这是受过教育的、可以自如地掌控局面的年轻一代患者的共同特点，也适用于通过互联网（又名"谷歌医生"）获得无数个"正确"或"不正确"信息的老一辈患者。虽然有时患者的请求很合理，但自我诊断结果往往令人沮丧，这可能会增加患者的躯体焦虑，并产生不必要的检查和医疗费用。因此，可以理解的是，医生可能更不愿意转向医患关系的另一个极端——放任自流。

在以患者为中心的照护中，患者可以与临床医生一起在知情后做出决定。以患者为中心的医生尊重并回应患者的"偏好、需求和价值观"[23]，并采用多种治疗技术和沟通技巧。

表 1.2　医患关系的类型

特点	以患者为中心	以人为中心	以个人为导向
临床医生在决策中的作用	中等	中等	中等
患者在决策中的作用	中等	中等	高
非医疗问题的重要性	中等	高	非常高
对患者或支持人员赋能 /教育	中等	中等	非常高
协调照护	低	中等	非常高

注：改编自参考文献[22]。

虽然以人为中心与以患者为中心被交替使用，但后者意味着在更大程度上关注患者整个人，而不仅仅是患者的医疗状况。对患有慢性疼痛等慢性疾病的患者来说，这一点可能会更加突出。在有关慢性疼痛的案例中，以人为中心的预约治疗可以体现在不同的讨论中，不仅包括缓解疼痛的严重程度，还包括关注情绪、功能和整体生活质量的改善。患者被视为临床医生的积极伙伴，医生不仅从临床/医学角度理解患者，还从情感、心理、精神、文化和社会角度理解患者。尊重和信任的关系显然会促进医患合作，也会提高患者倾听医学理论和专业建议的意愿。在某些情况下，患者可能会放弃参与疼痛管理计划的制订，只是屈从于临床医生的建议。然而，这只能在选择个性化方案和签署知情同意书的情况下进行。相反，临床医生可能会在改变生活方式这种干预方法的各个方面鼓励患者自主选择并进行自我管理。

在医疗接触中，业界对医生与患者沟通的最佳实践已经达成了共识，具体包括以下内容：

1. 建立关系；

2. 收集信息；

3. 提供信息；

4. 做出决策；

5. 情绪反馈；

6. 促进与疾病和治疗相关的行为。

事实上，美国卫生与公众服务部疼痛管理最佳实践机构间

工作组（U.S. Health and Human Services Pain Management Best
Practice Inter-Agency Task Force）最近的报告指出："医患合作
联盟这一最佳实践基石在医疗保健系统中已经受到了侵蚀。我
们需要实施改革以减少行政负担，增加与患者面对面交流的时
间，重建医患关系。"[24]

以人为中心的临床医生可以通过提高医患关系质量来提高
患者的临床结局和满意度。以人为中心可涉及一个或多个目
标，例如，缓解患者的情绪失控、提供教育和说明，以及发起
行为改变。如果操作得当，这种方法能够减少对诊断性检查、
开处方、住院和转诊的使用，并且其有效性已经得到证实[25]。

将心理学技术融入临床实践

在临床实践中，由于每次医患会面可能只有几分钟，因此
临床医生普遍重视效率和经济性。用苏格拉底式的方法让患者
进行批判性思考并参与决策（例如，"你考虑过一些可能对你
戒烟有用的方法吗"）通常比专制独裁的说教（例如，"你得戒
烟，因为这是我说的"）更容易让人接受，也更富有成效。然
而，临床医生经常担心，允许患者无限制地自我暴露会浪费宝
贵的时间，并且不相关的抱怨可能会让诊断结果不明朗。一项
使用初级保健医生就诊录音带的有趣研究[26]表明，在25%的
就诊中，医生从不询问患者的担忧。在平均23.1秒后，患者对
最初问题的陈述就会被医生打断。然而，那些能完整陈述担忧

的患者比那些被打断重说的患者平均只多花了 6 秒。所以，多几秒的耐心去积极倾听，临床医生就可以让患者探索自己的故事，收集更丰富的症状细节、心理社会史和背景。

例如，请参考我们团队中的一位成员（利安娜·R. 西安弗里尼）最近在颈硬膜外阻滞会诊期间与一位介入麻醉师之间的互动。这位成员没有说"我不确定这种阻滞是否有效，但我们不妨试试"，而是说"这种阻滞是为了帮助减少椎间盘和神经周围的炎症。如果结合你的锻炼计划和拉伸，它最有可能起作用"。在短短的几秒内，临床医生以乐观的态度提供了理论和现实期望，并强调了患者参与自身治疗的重要性。

同样，在对主诉腰痛的患者进行评估的过程中，我们经常听到"医生告诉我，我的背部情况很不好（或'你的背和 90 岁的人差不多'，或者'我都不知道你是怎么走路的'），即使做手术也无济于事"。这给患者带来了一种绝望感，同时也让临床医生束手无策。因而患者设想了最坏的情况，他们可能会认为有权采取任何感到舒适的措施；治疗成了一种缓解疼痛而不是恢复功能的手段。疼痛心理医生可以努力帮助患者纠正这种误解。然而，在这种情况下，医生，尤其是骨科医生或神经外科医生，往往在治疗问题上具有更大的权威性。在下面这个例子中，外科医生可能会进行更具建设性的对话："你的脊椎有几个部位导致了疼痛，任何手术结果都非常不确定。改善的最佳机会是参与更全面的治疗计划，这可能需要你的参与。但这是此时此刻最好的方法。"这种对沟通的关注，即使是在如此短暂的互动中，也可以建立强有力的自证预言（Self-fulfilling Prophecy）。

小结 ....

你与慢性疼痛患者的互动会对患者的依从性、治疗结局、患者的满意度和你自己的压力水平产生实质性的影响。临床医生赋予事实以意义和情境，以及在传递事实时表达共情和关心，可能比事实本身更重要。换句话说，说话的方式可能比实际说的内容更有影响力。这一点在安慰剂效应研究中得到了很好的证实，在没有实际生理干预的情况下，甚至可以通过患者的期望来启动和维持镇痛反应。患者对环境因素（如医生与患者的沟通方式）的反应，不仅是反应偏差，还具有明确的神经生物学基础[27]。

在医学日益专业化、经济需求日益增长、技术日益先进的大环境下，临床实践很容易忽视人的因素。我们鼓励临床医生在科学算法应用和临床实践艺术中找到最佳平衡点。大多数临床医生将很容易识别本书提出的循证原则和沟通建议。我们的目标是扩展、完善和简化这些原则的应用。并不是每一次互动都会如你所愿，但一些与患者接触的方法可以让你在与患者接触时更有信心。我们所呈现的案例是根据我们自己的经验，以及其他最常引起我们注意的临床医生和医疗提供者的案例推断出来的。在这方面，我们希望重现实际生活中的情形，而不是呈现假设的情况。我们乐观地认为，我们所提供的指导方针和技巧可以帮助你对自己的职业生活更有掌控感、更满意，并提升你的整体执业氛围。

参考文献

1. McCue JD. The effects of stress on physicians and their medical practice. *N Engl J Med* 1982;306:458–463.

2. Alan HR. The impact of stress, burnout, and personality on physician attitudes and behaviors thatimpact patient care. *Psychol Behav Sci Int J* 2017;3(1):1–3.

3. O'Dowd TC. Five years of heartsink patients in general practice. *BMJ* 1988;297:528–530.

4. St. Sauver J, Warner DO, Yawn BP, Jacobson DJ, McGree ME, Pankratz JJ, Melton LJ III, Roger VL, Ebbert JO, Rocca WA. Why do patients visit their doctors? Assessing the most prevalent conditions in adefined US population. *Mayo Clin Proc* 2013;88(1):56–67.

5. International Association for the Study of Pain. Pain terms: a list with definitions and notes on usage. *Pain* 1979;6:249–252.

6. Siddall PJ, Cousins MJ. Persistent pain as a disease entity: implications for clinical management. *Anesth Analg* 2004;99:510–520.

7. Price TJ, Gold MS. From mechanism to cure: renewing the goal to eliminate the disease of pain. *Pain Med* 2018;19(8):1525–1549.

8. Borsook D, Becerra L, Hargraves R. Biomarkers for chronic pain and

analgesia. Part 1: The need, reality, challenges, and solutions. *Discov Med* 2011;11(58):197–207.

9. Niculescu AB, Le-Niculescu H, Levey DE, Roseberry K, Soe KC, Rogers J, Khan F, Jones T, Judd S, McCormick MA, Wessel AR, Williams A, Kurian SM, White FA. Towards precision medicine for pain: diagnostic biomarkers and repurposed drugs. *Mol Psychiatry* 2019;24:501–522.

10. Scott-Warren J. Book review: "Pain Comorbidities: Understanding and Treating the ComplexPatient," M. A. Giamberardino and T. S. Jensen (editors). *Br J Anaesth* 2014;113(5):888.

11. Bair MJ, Robinson RL, Katon W, Kroenke K. Depression and pain comorbidity: a literature review. *JAMA Intern Med* 2003;163(20):2433–2445.

12. Barry DT, Irwin KS, Jones ES, Becker WC, Tetrault JM, Sullivan LE, Hansen H, O'Connor PG, Schottenfeld RS, Fiellin DA. Opioids, chronic pain, and addiction in primary care. *J Pain* 2010;11(12):1442–1450.

13. Hurter S, Palovelis Y, Williams, AC, Fotopouou A. Partners' empathy increases pain ratings: effects of perceived empathy and attachment style on pain report and display. *J Pain* 2014;15(9):934–944.

14. Tang NK, Salkovskis PM, Hodges A, Wright KJ, Hanna M, Hester J. Effects of mood on pain responses and pain tolerance: an experimental study in chronic back pain patients. *J Pain* 2008;138(2):392–401.

15. Levine FM, DeSimone LL. The effects of experimenter gender on pain report in male and female subjects. *Pain* 1991;44(1):69–72.

16. Flor H, Kerns RD, Turk DC. The role of spouse reinforcement, perceived pain, and activity levels of chronic pain patients. *J Psychosom Res* 1987;31:251–259.

17. Lee H, McAuley JH, Hübscher M, Kamper SJ, Traeger AC, Moseley

GL. Does changing pain-related knowledge reduce pain and improve function through changes in catastrophizing? *Pain* 2016;157:922–930.

18. Linton SJ, Shaw WS. Impact of psychological factors in the experience of pain. *Phys Ther* 2011;91(5):700–711.

19. Darnall BD, Scheman J, Davin S, Burns JW, Murphy JL, Wilson AC, Kerns RD, Mackey SC. Pain psychology: a global needs assessment and national call to action. *Pain Med* 2016;17(2):250–263.

20. Vincent C, Young M, Phillips A. Why do people sue doctors? A study of patients and relatives taking legal action. *Lancet* 1994;343(8913):1609–1613.

21. Fishbain DA, Bruns D, Disorbio JM, Lewis JE. What are the variables that are associated with the patient's wish to sue his physician in patients with acute and chronic pain? *Pain Med* 2008;9:1130–1142.

22. Kumar R, Chattu VK. What is in the name? Understanding terminologies of patient-centered, person-centered, and patient-directed care. *J Family Med Prim Care* 2018;7(3):487–488.

23. Institute of Medicine Committee on Quality of Health Care in America. *Crossing the Quality Chasm: A New Health System for the 21st Century.* Washington, DC: IOM, 2001.

24. Cheng J, Rutherford M, Singh VM. The HHS Pain Management Inter-Agency Best Practice Task Force Report calls for patient-centered and individualized care. *Pain Med* 2020;21(1):1–3; quotation is on p. 2.

25. King A, Hoppe RB. "Best practice" for patient-centered communication: a narrative review. *J Grad Med Educ* 2013;5(3):385–393.

26. Marvel MK, Epstein RM, Flower K, Beckman HB. Soliciting the patient's agenda: have we improved? *JAMA* 1999;281(3):283–287.

27. Price DD, Finniss DG, Benedetti F. A comprehensive review of the placebo effect: recent advance and current thought. *Annu Rev Psychol*

2008;59:565–590.

拓展阅读

ACOG Committee Opinion 587. Effective physician-patient communication. *Obstet Gynecol* 2014; 123(2):389–393.

Cianfrini LR, Block C, Doleys DM. Psychological therapies. In Deer TR (editor-in-chief), *Comprehensive Treatment of Chronic Pain by Medical, Interventional, and Integrative Approaches: The American Academy of Pain Management Textbook on Patient Management.* New York: Springer, 2013:827–844.

Cianfrini LR, Doleys DM. The role of psychology in pain management. *Pract Pain Manag* 2006;6:18–28.

Darnell B. *Psychological Treatment for Patients with Chronic Pain.* Washington, DC: American Psychological Association Press, 2018.

Doleys DM. *Understanding and Managing Chronic Pain: A Guide for the Patient and Clinician.* Denver, CO: Outskirts Press, 2014.

Doleys DM, Cianfrini LR. Psychological assessment and neuromodulation for pain. In Turk D, Gatchel R (eds.), *Psychological Approaches to Pain Management.* 3rd ed. New York: Guilford, 2018:303–318.

Newton BW. Walking a fine line: is it possible to remain an empathic physician and have a hardened heart. *Front Hum Neurosci* 2013;7(233):1–13.

Travado L, Grassi L, Gil F, Ventura C, Martins C. Southern European Psycho-Oncology Study Group. Physician-patient communication among southern European cancer physicians: the influence of psychosocial orientation and burnout. *Psychooncology* 2005;14(8):661–670.

U.S. Department of Health and Human Services Pain Management Best Practices Inter-Agency Task Force. *Pain Management Best Practices Inter-Agency Task Force Report: Updates, Gaps, Inconsistencies, and Recommendations. Final Report.* Washington, DC: HHS, 2019.

第 2 章

医疗保健中的
核心沟通技巧

伊丽莎白·J.理查森

案例："续药"或"续处方药"——语言的力量

假设你正准备接诊当天的最后两位患者。在进入病房之前，你打开他们的病历，阅读同事的初诊记录。在病历 1 中，你读道："患者是来这里续药的。"在病历 2 中，你读道："患者来这里定期续处方药。"我们甚至可能理解得更多：病历 1 中的患者"没有遵循医嘱"，而病历 2 中的患者"没有遵循按时锻炼的医嘱"。我们都读过"病历 1"，也都经历过打开诊所大门开始问诊的那种恐惧，我们能猜到最坏的情况就是患者充满敌意，而最好的情况是患者礼貌地拒绝遵循医嘱。事实上，据初级保健医生的描述，与患者合作管理他们的慢性疼痛是令人苦恼的，常让人备感压力[1]。令人欣慰的是，通过提高沟通技巧，我们可以减少甚至避免这种消极体验[2]。

挑战：如何识别阻碍有效沟通的偏见

沟通不仅仅是双方进行简单的口头交流。要想使沟通真正有效，我们必须了解自己和交流对象的心理框架。人脑的非凡能力之一是高级认知功能，即推理、计划、解决复杂问题和做决策的能力。此外，通过接收新信息并根据我们已有的经验对其进行建构的认知过程，我们能够非常高效地做到这一点[2]。但现实是，这种能力是有代价的：我们在日常生活中往往不是理性的思考者。如果我们在做每一个决定或反应时，都要理性、系统地审视所有可能的结果，那么我们将永远无法安然度过一天！如果我们在决定买这个还是那个苹果时对每一个可能的方面都进行权衡和斟酌，那么一次日常购物可能就要耗费好几个小时。颜色、质地、光泽、成本、大小、在货架上的位置——你的大脑会接收大量的数据。如果你和大多数人一样，那么你往往会无意识地做出这类日常决定，不需要太多有意识的努力[2]，只需要"感觉对了就行"。换句话说，我们的思维依赖于我们没必要去意识到的心理捷径或心理定势。

我们的心理定势部分基于情景语境。例如，假设你和你的配偶正准备外出吃晚餐。你的配偶问："你准备好了吗？"若换成餐厅服务员来问同样的问题，你的语气和回答很可能完全不同。在这种情况下，根据情景语境使用心理定势，可以让你选择一个合适的答案，而不必费力研究这个特定问题的所有可能的答案。

同样，信息表达的方式也会影响我们对情境的评估，影响我们感知到的物体或个人的特征，并最终影响我们在该情境下做出的决定。如果绞碎的牛肉上标注的是"75%的瘦肉含量"而不是"25%的肥肉含量"，人们会一致认为前者更好吃，尽管它们其实是一样的[3]。在评估提议的治疗方案时，72%救活率的治疗方法与28%死亡率的治疗方法相比，前者被认为更有吸引力，尽管两者的预期值是相同的[4]。表达的作用也被证明会影响临床医生对疼痛的感知和处理方法。在一项研究中[5]，医务人员得到的病历中的一些措辞是对患者的客观描述，另一些措辞带有微妙的偏见。带有偏见的措辞包括使用引号（例如，疼痛评级"仍然为 10"，暗示对患者的怀疑）或其他将责任转嫁给患者的短语（例如，"他拒绝执行医嘱"与"他无法忍受"）。当病历信息包含带有偏见的措辞时，医生在处理患者的疼痛时就不会那么积极[5]。简单地说，你在阅读本章开头的两个"病历"案例时所产生的任何情绪反应之间的差异，都可能是由他们向你提供信息的表达方式不同造成的，尽管患者就诊的原因几乎一致。

当你在医疗环境中学习有效的沟通技巧时，了解医患沟通的动态本质至关重要。虽然你拥有帮助患者解决问题的专业知识，但在最基本的层面，你和患者都是人，因此都会把以前习得的信念、偏见和心理定势带到沟通中。

临床医生情境：提高对临床医生偏见的认识并运用共情，可以促进与患者的治疗联盟

患者和临床医生在治疗关系中并不平等。康索利和康索利（Consoli and Consoli）[6] 很好地概括了其中的原因，我们可以把他们的理论基础应用到疼痛治疗的背景中。一位患者来见你是因为他希望缓解疼痛，而你拥有必要的专业知识可以帮助他解决问题。反过来，你可能对这种关系有自己的期望。患者可能不切实际地期待"被治愈"，而你可能高估了他的依从性和治疗结局。无论哪种情况，都为我们的期望与治疗关系中实际发展情况的不匹配埋下了伏笔。问题是，社会交往并不是在

真空中进行的，它不只受当下环境或时间的影响。在社交互动中，我们不仅会受到所使用语言的影响，也会受到自己在过去的社会交往中所习得的先入为主的观念的影响。换句话说，患者可能会不自觉地将之前在社交中获得的感觉、信念或假设转移到你（临床医生）身上。然而，这种移情并不是单向的：临床医生也有丰富的社会交往史，并可能会体验到反移情，以回应患者的移情。虽然移情和反移情这两个术语源自弗洛伊德（Freud）的传统观点[7]，但它们提供了一个有效的框架来描述我们用来快速评估个体的动机和我们的反应（有时会损害医患关系）的心理定势（见表2.1）。

表 2.1　疼痛管理中医患关系中的移情、反移情和潜在问题举例

移情	反移情	潜在问题
对医生寄予不切实际的期望 例如，"医生，你必须治好我这个病"	临床医生可能会感到进退两难，无法提供帮助	试图安抚；强化疼痛的被动管理和依赖他人来管理疼痛
将医生与自己生活中的某个人联系起来 例如，"医生，你让我想起了我的女儿，她聪明、善良、乐于助人"	对这种理想化产生积极的感受；对患者代入特殊情感	聚焦疼痛的自我管理时以朋友而不是专业医生的身份予以回应
将过去的负面人际关系经历投射到医生身上 例如，"你和我见过的其他人一样，在像我这样的人最需要药物时拿走它"	回顾患者过去操纵和/或寻求药物的行为；对患者感到愤怒	回避，偏向"说教"或试图控制患者行为的处方建议

反移情强调了审视我们自己而不仅仅是患者的动机和偏见的重要性。当你打开诊室的大门并评估患者时，你的情绪反应是什么？这位患者是否让你想起了你深爱的亲人？你是否有过与患有毒瘾或慢性疾病的亲人相处的亲身经历？你是否发现自己想要以与对待亲人相似的方式来回应患者？你无法也不应该抹去所有的个人经历，但你可以觉察自己的经历对医患关系的影响。

在处理移情和反移情问题时，我们的目标不是不带情感或呆板地回应患者。我们是人，不是机器。相反，当你觉察到这些感觉时，你可以将其看作患者带到诊室的社会心理因素的晴雨表。也许，患者的难以满足源于其焦虑和灾难化的思维；也许，患者投射以往的亲密关系是因为缺乏社会支持。如果你能从指责患者的愤怒中"剥离"出来，你也许就会看到他们对疼痛无法控制的恐惧。你在做评估时使用这些"技巧"可以从根本上改善医患关系，并提醒你注意其他可能导致患者疼痛的方面。

在心理治疗中，无论采用哪种治疗方式，医患关系的质量——治疗联盟——始终有助于提升患者的治疗效果[8,9]。简言之，医患之间更强有力的联盟似乎是取得积极疗效的基础。博尔丁（Bordin）[10]概述了有效联盟的重要组成部分：（1）共同商定的目标或结果；（2）共同商定的任务或用于实现目标的策略；（3）情感联系或纽带，包括关系中的信任、接纳和信心。那么，问题在于，是什么促成了良好的医患关系或治疗联盟？

先前的研究强调，临床医生的共情式沟通是催化剂。具体来说，医生的共情水平会对治疗联盟产生积极影响，进而为患者带来更积极的治疗结局[11,12]。麦克林托克（McClintock）等人[11]发现，共情对患者与医生在目标和任务（联盟的组成部分）上达成共识的积极影响最大。根据我们的经验，达成一致需要找到共同点，而这正是共情式沟通的本质。在通常情况下，共情式沟通包括陈述更大的、明显的目标（例如，"将疼痛控制在可控范围内"或"减少疼痛对活动的干扰程度"），而不是陈述更多以临床为导向的目标，因为这里面术语繁多，患者很难理解（例如，"在没有辅助器械的情况下行走 60 米"或"扩大移动范围"）。

"共情还是同情？我很困惑"

作为人类，当我们遇到需要帮助的人，或者更具体一点，遇到饱受痛苦的人时，我们会产生多种情绪。悲伤、沮丧、同情、恼怒——这些情绪复杂多样。同情和共情经常被当作同义词使用，但实际上，它们的区别在于表达者的心态。同情包含对他人的感觉，例如，对他人的困境感到怜悯。共情包含与对方感同身受，并转换思维去思考对方的观点[13]。同情是指在某种程度上对他人进行情绪上远距离的观察，而共情则是指在心理层面"设身处地"地理解他人当下情绪表达的根源。在繁忙的门诊中，我们的大脑一直处于"概念化模式"，一边分析患者的症状史，一边为未来的治疗拟定策略。自相矛盾的是，共情式沟通要求你意识到自己当下的情绪[14]，因此它是一种非常用心的状态。通过这种方式，共情提供了一种机制，临床医生可以"接受患者的疑虑和恐惧，以及他们时有的消沉或反抗，而不会将其解释为患者对医生缺乏信心或对治疗建议的批评"[6]。

我们如何共情患者？怀斯曼（Wiseman）[13]概述了共情式沟通的四大定义：

1. 以患者的眼光看待世界；
2. 保持客观，不评判（例如，承认自己的偏见和思维定势，并试图化解它们）；
3. 理解患者的感受；
4. 将这种理解传达给患者。

让我们来看看这几点在工作中的应用。

一位正在接受阿片类药物减量治疗的患者很生气，他说："疼痛毁了我的生活，现在你们要拿走唯一能帮助我的东西！"作为临床医生，我对这位患者最初的情绪反应可能是懊恼和防御。不过，我可以选择观察自己的反应，而不是对其做出反应（保持客观）。在尝试从患者的角度思考时，我可能会认识到：他很可能认为自己无法控制疼痛（用患者的眼光看待问题），他正试图用他知道的唯一方式来控制疼痛（理解患者的感受）。如果药物是患者目前尝试过的治疗疼痛的唯一方法，而他又没有接受过与导致疼痛的复杂因素相关的教育，情况就更是如此。我最好一开始就回应对患者情绪的理解，而不急于叙述减药的合理性和科学性，因为后者可能会使医患关系更加紧张。例如，"你的疼痛确实影响了你生活中的方方面面。要是我认为只有一种方法可以控制我的疼痛，现在却得知这种方法将不能用了，我也会很生气"。这样不仅表达了对患者感受的理解，也提供了一个机会，可以与患者讨论自我管理策略的发展和疼痛心理学的重要性。事实上，如果临床医生被患者认为是非评判性的、支持性的，并能理解患者的担忧，那么患者会更容易接受非阿片类药物的疼痛管理策略和减少药量的治疗[15,16]。

需要强调的是，退一步来观察我们自己的情绪并不等于限制或过度调节它们。共情式沟通不仅是指说了什么和如何去说，还包括我们的非言语暗示，如情绪的表达。特别是在职业环境中，当面临紧张的医患关系时，我们可能会在情感上与患者保持距离，并错误地认为这种距离可以维持医患关系的客观性[17,18]。然而，在这种情况下，与患者保持情感上的距离而非承认非言语线索，似乎会给医患关系带来更大的压力[19]。在紧张的互动中，情感上的距离不仅会限制你识别和反思自身情绪（如反移情）的能力，还可能会妨碍你收集患者潜在情感线索的能力（如使用反移情作为衡量标准）。

患者情境：患者的想法、期望和自我效能感可以预测治疗结局，还会在与临床医生的交流中受到影响

我们现在知道疼痛体验不仅具有输入伤害性感受的功能。相反，疼痛是社会、心理、认知和生物因素相互作用的复杂结果，这使人们开始从生物心理社会模型来理解疼痛。尽管如此，在治疗过程中，我们有时还会将这些因素孤立起来，而没有意识到它们之间切实存在的相互作用。思维过程和语言——从社交到自言自语——不仅会影响患者的情绪，还会影响其所体验到的疼痛强度。

思想的力量

对疼痛意义和过程的预期会影响疼痛。关于这一点，亨利·毕其尔（Henry Beecher）是最早关注的人之一。他的研究发现，在战场上受伤并且在野战医院接受治疗的士兵所需止痛药的药量少于受过类似伤害的市民所需的药量[20]。他解释道，对这两类人来说，疼痛具有不同的意义：要么标志着悲剧的开始，患者失去了自己熟悉的生命；要么标志着悲剧的结束，因为受伤意味着会离开战场。同样，那些对伤后急性期的康复抱有更多积极期望的人，在后期重新评估身体健康时的实际状况会更好[21]。安慰剂效应就是一个众所周知的例子，它阐明了结果如何受到预期的影响，而预期又是由我们被告知的内容和我们对线索的解释决定的。

密不可分的身与心：安慰剂的益处

在医学中，安慰剂被认为是临床试验的基础。如果临床试验结果显示某种疗法与安慰剂相比没有益处，那么这种疗法就被认为是无效的。然而，安慰剂本身已被证明可以缓解疼痛[22, 23]。鉴于最近使用阿片类药物治疗慢性疼痛出现了越来越多的问题，人们开始重新关注如何更好地理解那些导致安慰剂镇痛的心理因素。例如，起作用的因素是患者被告知的内容、与服用"药片"相关的非言语暗示，还是医生与患者的互动方式？

有证据表明，安慰剂这种惰性物质可以直接影响人体自身的镇痛机制。莱文（Levine）、戈登（Gordon）和菲尔兹（Fields）[23] 在口腔手术结束后给牙科患者注射止痛剂或生理盐水，其中接受生理盐水治疗的患者的疼痛同样得到了缓解。然而，有趣的是，当给接受生理盐水的患者同时注射纳洛酮（一种阿片受体拮抗剂）时，安慰剂效应消失了。这与其他研究结果一致[24]，它们均表明，仅仅是对缓解疼痛的信念或期望就可以积极地影响我们自身的内源性阿片系统。

大多数人认为，为了让安慰剂起效，通过欺骗患者来建立患者的期望是必要的，然而事实并非如此。令人惊讶的是，当患者被告知他们服用的是惰性药物（安慰剂）时，他们仍然会体验到安慰剂的镇痛效果。慢性腰背痛患者在接受常规治疗期间，在被告知服用安慰剂的情况下，疼痛程度仍明显减轻[25]。

在慢性复发性偏头痛患者中，与未治疗相比，非盲（告知）安慰剂能明显改善疼痛[26]。至少在神经学上，大脑似乎会对无意识的情境线索做出反应，从而产生安慰剂效应[27]。

哪些是潜在的情境线索？一些线索可能来自与患者交流时的措辞和肢体语言上的差异。在一项研究中[28]，研究人员让没有疼痛的被试执行一项提举任务，并记录下其脊柱的受压程度和腰部的肌肉紧张度。被试事先并不知道他们实际上被随机分成两组。在一组中，考官会微笑、点头、建立良好的眼神交流并给予频繁的鼓励。而在另一组中，考官的表现则截然相反：几乎没有眼神交流，没有支持性的语言，只关注被试做错了什么。研究人员发现，在后一组具有负面情境线索的条件下，被试表现出更严重的腰椎间盘受压程度和更高水平的肌肉紧张度[28]。

还有证据表明，共情式沟通会影响安慰剂效应。富恩特斯（Fuentes）等人[29]让患有慢性腰痛的人接受有积极作用或虚假作用的（安慰剂）电疗，在治疗过程中，有些医护人员会与患者进行共情式沟通，有些则几乎不进行此种沟通。在共情式沟通的条件下，患者会被问及他们的症状，医护人员通常会总结患者所说的话以表示理解。共情组的医护人员还有一些非言语行为，如与患者保持眼神交流。虽然积极电疗加共情式沟通组的获益最大，但只要医护人员进行了共情式沟通，对照组（虚假电疗）患者的疼痛也会明显减轻[29]。同样，在安慰剂针灸治疗中，当患者不仅被问及症状，而且以一种"被倾听"的方式被询问时（例如，医护人员为澄清患者的回答提出反问），患者会明显感受到更高水平的症状缓解和生活质量的改善 [30]。当临床医生不是狭隘地专注于病史，而是就患者的情绪、心理和其他更广泛的功能提出更全面的问题时，患者的病情也会得到更大限度的缓解 [31]。

自我效能感

在糖尿病等其他病症中，临床医生的共情与患者对自身有效应对症状的能力的信心之间存在关联 [32]。患者相信自身有能力带来积极变化的信念，可能是临床医生的共情对更具体的临床结局产生影响的基础，例如，改善糖化血红蛋白（Hemoglobin ALC）水平 [33] 和缩短普通感冒的持续时间 [34]。

在一项针对慢性疼痛患者的大型调查中 [35]，认为自己的医疗团队富有共情能力和合作精神的患者具有较高的自我效能感，即相信自己有能力改变现状。自我效能感反过来又与更低的疼痛强度和更少的疼痛干扰有关。

自尊和自我效能感这两个词经常被混淆。自尊涉及对我们自身更全面的评价，而自我效能感则更多地指我们的能动性。具体来说，自我效能感是指我们相信通过自己的努力和行动能够对事件或情形产生影响的信念 [36]。班杜拉（Bandura）[36] 概述了提升自我效能感的四种方法。

1. 直面任务或挑战，并体验掌控感。简言之，先前的成功经验让我们有信心在遇到更多挑战时能够再次取得成功。

2. 社会示范。看到他人在某种情况下让改变发生会提升我们的自信心，让我们相信自己也能拥有这样的影响力。

3. 社会说服。也许我们一开始并不觉得自己具有管理生活各方面的能力，但我们可以相信自己确实有这种能力。这类似于我们从安慰剂研究中看到的信念和期望的力量。同样，我们也没必要通过错误地夸大患者的能力来误导或欺骗他们，也不应该试图通过社会说服来做到这一点。相反，重要的是，我们要强调患者使用自我管理策略治疗慢性疼痛的实际益处。

4. 改变自己目前的情绪状态。心情好的时候，我们往往会对自己的能力更有信心，这一点可能并不令人感到意外。如果情绪低落或压力过大，我们就会变得不那么自信。

表 2.2 列出了培养慢性疼痛患者自我效能感的有效方法和需要避免的做法。

表 2.2　培养慢性疼痛患者的自我效能感

自我效能感的来源	培养方法	需要避免的做法
自我掌控	制定小的、具体的、可实现的目标，这些目标在自我提升方面是可衡量的 例如，"我们设定一个目标，每天下午步行到信箱取信"或"让我们把你每天的步行时间增加 5 分钟"	设定大而模糊的目标，因为它会让人陷入失败的境地；通过与他人的进步进行比较来定义成功或失败 例如，"我们需要增加你的活动量"或"在你的日常活动中加入步行计划将有助于缓解你的疼痛"

（续表）

自我效能感的来源	培养方法	需要避免的做法
社会示范	看到他人有效地控制疼痛，或者描述你与获得成功的患者之间的经历 例如，"我的患者中就有像你这样背痛的人，他们现在可以控制疼痛，而不是让疼痛来控制他们"	缺乏实例，无论是第一手资料，还是通过与患者的交谈获得的信息
社会说服	在描述治疗方案时强调积极的语言；你为患者选择某些方案是有原因的，通常是因为这些方案能够带来益处；强调这些益处 例如，"你可以在病程的任何阶段实施这些策略"或"我确信用这些方法可以控制你的疼痛"	使用可能突出不利结果的负面或中性语言 例如，"人们在接受这些治疗后可能会得到不同的结果""因人而异，治疗可能有效，也可能无效"或"自我管理对很多人来说都很难接受，但是……"
情绪状态	帮助患者重新解释负面偏差，不再依赖身体状态来指导行为 例如，"疼痛并不总是意味着你的身体受到了伤害，我们的情绪可能会告诉我们事实并非如此"或"过去的一些活动可能会让你感到疼痛，但有哪些活动（无论多么小的活动）是你可以做的呢"	围绕患者的情绪或身体状态开展工作 例如，"当你感觉休息好了，我们可以试着绕街区走一圈"或"在你感觉更有活力的那一天，制订一个去健身房的计划"

注：改编自班杜拉（Bandura，1994）的自我效能感的四个来源。

　　从本质上讲，医护人员的语言可以很好地帮助患者建立自我效能感，从而促进患者实施有效的情绪和行为应对策略，更好地控制疼痛。如果对医护人员进行培训，让他们传达积极的期望，而不是做出谨慎或暂时的言论，那么三个月后，患者的自我效能感将有所提升[37]。进一步讲，患者更高的自我效能感反过来预测了更低的疼痛水平[37]。

沟通：使用某些沟通策略可以提升患者的自我效能感，克服阻抗并缩小患者的行为与功能目标之间的差距

对患有慢性疾病的患者而言，重点往往在于对他们进行长期治疗，并使他们以最佳方式控制症状，从而更充分地享受生活。问题就出在这里：临床医生无法为患者做到这一点。患者必须掌握必要的自我管理工具，以改善他们在诊室外的生活状况。然而，你有多少次向患者提出建议，无论是去看疼痛心理医生还是增加运动量，却在随后的就诊中发现患者并没有执行呢？

作为临床医生，你知道如何才能更好地帮助患者。你要陈述事实和数据，并就哪些行为能更好地控制症状给出实质性的建议。作为专家，你可能会倾向于给出"正确的反馈"[38]，并说明患者为什么应该这样做或那样做，或者他们正在做的事情为什么对他们没有帮助，甚至会伤害他们。这种"指导性"的沟通方式在医护人员的工作中很常见[38]，毕竟，你确实知道如

何解决患者的问题。但是，接下来通常出现的情况凸显了医患关系中的一个常见的悖论：我们建议、告诉或教导得越多，患者反驳的倾向就越大。例如，在指导患者减少酒精摄入量时，患者可能会说"这不是什么大问题"或"医生，不是那样的，我随时都可以戒酒"。

　　动机式访谈是临床医生为避免出现这种僵局而采用的一种沟通策略。如果运用得当，动机式访谈可以帮助患者转而采取积极的健康行为，从而获得更好的临床结局。动机式访谈最初用于酒精使用障碍患者[39]，后来临床医生也将其应用于帮助患有多种慢性疾病的患者做出改变[38,40]。在患有慢性疼痛的老年人中，使用动机式访谈与自我效能感的提升和阿片类药物滥用风险的降低有关[41]。当动机式访谈与治疗慢性腰背痛的传统物理疗法搭配使用时，患者认为自己的总体健康状况更好，对锻炼计划的依从性也更高[42]。一项关于在慢性疼痛中进行动机式访谈的系统综述表明，动机式访谈对患者的依从性只有小到中等程度的影响，而对身体功能的影响尚且存疑[43]。然而，这并不意味着使用动机式访谈策略不会产生临床回报；相反，动机式访谈可能是治疗进展轨迹中的一个重要组成部分。在一项路径分析中，慈恩（Cheing）等人[44]发现，动机式访谈策略改善了治疗联盟，而治疗联盟又与患者从治疗中获得更好结果的期望有关。正是患者期望的这最后一块"多米诺骨牌"，影响了疼痛强度和身体功能的临床结局[44]。

　　动机式访谈的核心理念是，积极倾听可以成为医护人员激发患者改变的根本方法，这并不意味着临床医生的知识及其对知识的运用在医患关系中不重要。事实上，这是患者找你做治疗的原因。相反，动机式访谈是一种战略性的询问、倾听和告知的形式，能够最大限度地激发患者的改变动机和决心[38]。动机式访谈更强调了解患者的动机，以及理解患者关注的很可能引发改变的任何领域[38,45]。因为我们往往会对令自己矛盾的决定或行为产生巨大的困扰，而当矛盾存在时，我们就有机会帮助患者将天平倾向于积极的行为改变。实现这一目标的一种方法是强调患者当前的行为与其报告的功能目标之间的差异[45]。

罗尔尼克（Rollnick）及其同事[38]建议，在与患者会面时，最好制定一个合作议程，让其选择一个关注的话题。在访谈开始时提供一份核对清单（见表2.3）可以促进访谈有效进行，或者在必要时重新回顾访谈的各个环节[38]。随着议程的顺利完成，核对清单可以作为参考，提示患者要继续优先考虑和关注自我完善的领域。此外，患者可以使用0~10的数字评分表来评估"动作更流畅""参与更多活动"或在其提到的任何领域取得进步等对他们来说有多重要。这种测量方法可用于跟踪变化，并在随后的就诊中与患者一起回顾[38]。至少在涉及行为改变时，我们的经验是关注受疼痛影响的领域比关注疼痛强度本身更有效。

表 2.3　慢性疼痛患者优先事项核对清单示例

＿＿＿	疼痛强度在一天中波动过大
＿＿＿	完成重要任务
＿＿＿	沉浸于业余爱好和 / 或社交活动
＿＿＿	性功能
＿＿＿	睡眠
＿＿＿	药物
＿＿＿	压力
＿＿＿	动起来

其他：＿＿＿＿＿＿＿＿＿＿＿＿＿＿＿＿＿＿＿＿＿＿＿＿＿＿＿＿＿＿＿＿＿＿＿

注：改编自罗尔尼克等人（Rollnick et al., 2008），以体现慢性疼痛患者经常关注的领域。

在询问患者信息时，与封闭式问题相比，使用开放式问题更能让你发现患者的矛盾之处。例如，询问"步行计划对你来说效果如何"而不是"你是否像我们之前说的那样步行"，可以让患者进一步阐述他们的顾虑、对运动的恐惧、低自我效能感，或者其他阻碍患者保持行为与功能性目标一致的因素。如果不提出开放式问题以阐明患者矛盾心理背后的原因，我们可能会倾向于只责怪患者根本没有做出努力，而阻碍患者取得进展的障碍将持续存在。

在动机式访谈中，倾听是一个积极的过程，因为它要求你在应对患者的阻抗时，克制"自我辩护"的冲动。此外，它还要求你避免使用保证类的语言，这类语言的本意可能是好的，但也可能带有轻视。像"没事的"或"你担心的事情不太可能发生"这样的措辞，往往是为了减少患者的忧虑而说的。毕竟，临床医生接受的训练是治疗，而在诊所里，时间很宝贵，这样说无疑是一种高效的应对方式。然而，当我们"顺应阻抗"而不是据理力争或提供保证时，我们反而更有可能让患者改变[46]。当患者出现抵触情绪时，你可以反思性地罗列或总结患者告诉你的内容，让患者感到被理解，接着强调患者当前的行为与目标之间的差异，并促使患者做出改变（见表2.4）。

表 2.4　反思、顺应阻抗和强调差异示例

示例	说明
医生："你提到物理治疗对你不管用。请告诉我更多相关信息。"	反思阻抗，问开放式问题
患者："动起来会加重我的疼痛，我受不了它变得更糟。"	
医生："所以，你担心他们会让你做更多运动，而你的疼痛会加剧，让你更难应付。"	顺应阻抗，反思
患者："是的，承担责任和完成活动已经很不容易了，我当然不想再对我的背部造成更多伤害。"	
医生："你害怕多活动可能会对你造成更多伤害，但我也听说完成活动对你来说非常重要。这对你来说想必是两难的境地。"	反思，设置差异，避免向患者灌输事实
患者："我只是不知道怎样才能让病情不再恶化，服药是唯一能让疼痛保持稳定的方法。我的意思是，那些背部疼痛的人是怎样做的？"	

（续表）

示例	说明
医生："综合活动已被证明是疼痛管理计划的重要组成部分，我们通常从非常小的活动开始——跟你想象的那些没有疼痛的人在健身房锻炼不一样。但是，可能你要度过一段艰难的时间才能看到好转的可能性。"	告知患者，但保持对其矛盾心理的反映
患者："我不能做有氧运动或像以前那样做任何事情。你指的是哪种运动？"	
医生："你认为运动是高强度或长时间的。在通常情况下，运动可以从按照自己的步调步行几分钟开始。你觉得怎么样？"	告知患者，问开放式问题，以引出其他关注的领域
患者："对呀，我没想过运动可以这样。我也许可以试试。"	改变话术

注：改编自罗尔尼克等人（Rollnick et al.，2008），以反映慢性疼痛患者可能产生阻抗的领域。

慢性疼痛的心理治疗模式：基本原理

动机式访谈是一种可以影响患者关于改变的内在动机的沟通方法，不应与侧重于干预某些思想和行为的心理治疗模式相混淆[47]。然而，作为治疗慢性疼痛患者的临床医生，了解由经验支持的心理治疗策略的基本原理非常重要。这些知识可以提高你向训练有素的疼痛心理医生转诊的质量，并帮助你在讨论此类转诊时掌握患者的准确信息。本书的其他章将提供有关此类模式的更多细节和情境性案例。

慢性疼痛的认知行为疗法

认知行为疗法起源于 20 世纪 70 年代末的精神病学家亚伦·贝克（Aaron Beck）[48] 的研究，其理论基础是我们对事件和情境的想法和评价会影响我们的情绪体验。这类似于本章前文讨论的心理定势或自动思维模式。虽然自动思维不一定总会引发问题，但会加剧焦虑、抑郁或对生活压力（如带着慢性疼痛生活）的不良应对。例如，一位正在经历疼痛发作的患者可能会把疼痛强度的增加理解为受到伤害的信号，从而变得更加焦虑。在这种情况下，患者可能会出现逃避行为，导致废退和功能下降，从而引发更多的疼痛，最终形成恶性循环。在这种情况下，自动思维被认为是适应不良的，即产生了痛苦的情绪和 / 或功能失调的应对方式。就慢性疼痛而言，灾难化思维是一种常见的自动思维模式，已被证明可以持续预测患者的临床结局[49]。在针对慢性疼痛的认知行为疗法中，治疗师会向患者传授识别、挑战和改变灾难化思维或其他认知扭曲的策略[50,51]。通常，其理论依据是闸门控制理论[52]，强调"自上而下"的因素（如我们的思维）在打开或关闭疼痛感知闸门中的作用[51]。针对慢性疼痛的认知行为疗法的行为部分侧重于帮助患者学习腹式呼吸、渐进式肌肉放松，以及基于时间的活动节律，以便患者参与不引起疼痛强度大幅度振荡的活动，运用像自我管理这样的其他"工具"[51,53]。用认知行为疗法治疗慢性疼痛是一种有效的治疗范式，多年来一直作为心理干预方法走在治疗的前沿[54]。

接纳承诺疗法

在本章的开头，我们讨论了人类独特的认知能力：推理、计划、解决复杂问题和做出精确的决策。我们基于过去所学的知识来解释当前的经历及其对于未来可能意味着什么。换句话说，我们的大部分精神生活都在分析过去和计算未来。我们只是根据自己的思维从特定的语境中推断出意义和行动方案[55,56]。这一过程意味着，我们可能在当下体验到疼痛，而痛苦是一种条件性的消极内在体验，我们决定对其做出反应[56]。

接纳承诺疗法由斯蒂芬·海耶斯（Stephen Hayes）[56,57] 提出，它基于这样一种理念：我们会过度认同自己的想法，或者与自己的想法"融为一体"。因此，我们的思想会严重地影响我们的行动。例如，如果一位慢性疼痛患者被要求参加一场社交聚会，那么即使这位患者还没有真正经历这件事，只要一想到这场社交聚会，他就会产生与疼痛有关的焦虑。因此，当事人可能会回避或拒绝邀请，从而缓解焦虑。与动机式访谈类似，这凸显了一种行为差异。在这种情境下，患者为了控制由先入为主的想法引发的焦虑而采取回避行为，现在的结果已经与他们真正看重的结果，即减少疼痛的限制和参与更多活动，形成了对立[56]。因此，"接纳"并不意味着默许由我们的心理评估造成的疼痛和痛苦，而是一种意愿，即尽管有这些心理评估，我们仍然愿意重新参与活动，为以价值为基础的目标而努力。

在上面的例子中，认知行为疗法的重点是改变患者对将要发生的事情所持有的不适应的想法或评价。然而，在接纳承诺疗法中，识别这种想法并对其进行重构会被认为是试图控制这种想法，这最终会强化一个人的想法与反应之间的"融合"[56]。相反，接纳承诺疗法帮助患者"抹去"或脱离他们的想法，从而减少想法对其情绪功能和行为的影响。这是通过教授正念来实现的，正念是一种技术，它让我们可以简单地注意到自己的想法是什么，清楚想法只是想法而已，我们不会被这些想法牵引并做出反应[58]。大量证据表明，培养正念技术有助于个体更有效地应对疼痛。如果将正念纳入慢性疼痛治疗，那么与常规治疗相比，患者的失能程度和疼痛的情感成分将得到更大程度的减少[59]。有趣的是，为患者提供认知行为治疗同样能比单纯的常规治疗产生更好的效果[59]。功能磁共振成像（Functional Magnetic Resonance Imaging，fMRI）研究表明，正念可能会降低与疼痛的情感和感觉辨别维度相关的神经区域之间的功能连接[60]，甚至可能通过增加我们对疼痛的内源性阿片类药物反应来起作用[61]。

总之，医生的沟通不仅是向患者传达具体信息那么简单。要想实现有效的沟通，我们首先要明白沟通是一个动态的过程，医患双方都会将过去的经验、偏见和先入为主的观念带到沟通中。通过提高对这些因素的觉察，我们可以改变甚至利用它们来衡量医患双方的联盟程度，并将其作为何时使用有效沟通策略（如"顺应阻抗"）的指标，以重拾医患关系中的力量，并促进患者积极改变。此外，掌握有效的心理治疗信息将有助于临床医生在转诊时与患者进行沟通，并加深临床医生对患者在参与这些治疗时形成的自我管理策略的理解。

参考文献

1. Matthias MS, Parpart AL, Nyland KA, Huffman MA, Stubbs DL, Sargent C, Bair MJ. The patient-provider relationship in chronic pain care: provider's perspectives. *Pain Med* 2010;11:1688–1697.

2. Kahnehan D. *Thinking, Fast and Slow*. New York: Farrar, Straus and Giroux, 2011.

3. Levin IP, Gaeth GJ. How consumers are affected by the framing of attribute information before and after consuming the product. *J Consumer Res* 1988;15:374–378.

4. Tversky A, Kahneman D. The framing of decisions and the psychology of choice. *Science* 1981;211:453–458.

5. Goddu AP, O'Conor KJ, Lanzkron S, Saheed MO, Saha S, Peek ME, Haywood C, Beach MC. Do words matter? Stigmatizing language and the transmission of bias in the medical record. *J Gen Intern Med* 2018;33(5):685–691.

6. Consoli SG, Consoli SM. Countertransference in dermatology. *Acta Derm Venerol* 2016;Suppl 217:18–21.

7. Freud S. Dora: *An Analysis of a Case of Hysteria*. New York: Simon & Schuster, 1963.

8. Horvath AO, Symonds BD. Relation between working alliance and outcome in psychotherapy: a meta-analysis. *J Couns Psychol* 1991;38:139–149.

9. Martin DJ, Garske JP, Davis MK. Relation of the therapeutic alliance

with outcome and other variables: a meta-analytic review. *J Consult Clin Psychol* 2000;68:438–450.

10. Bordin ES. The generalizability of the psychoanalytic concept of the working alliance. *Psychotherapy Theory Res Practice* 1979;16:252–260.

11. McClintock AS, Anderson TM, Patterson CL, Wing EH. Early psychotherapeutic empathy, alliance, and client outcome: preliminary evidence of indirect effects. *J Clin Psychol* 2018;74:839–848.

12. Malin AJ, Pos AE. The impact of early empathy on alliance building, emotional processing, and outcome during experiential treatment of depression. *Psychother Res* 2015;25:445–459.

13. Wiseman T. A concept analysis of empathy. *J Adv Nurs* 1996;23:1162–1167.

14. Burnard P. Sharing a viewpoint. *Senior Nurse* 1987;7(3):38–39.

15. Frank JW, Levy C, Matlock DD, Calcaterra SL, Mueller SR, Koester S, Binswanger IA. Patients' perspectives on tapering of chronic opioid therapy: a qualitative study. *Pain Med* 2016;17:1838–1847.

16. Matthias MS, Johnson NL, Shields CG, Bair MJ, MacKie P, Huffman M, Alexander SC. "I'm not going to pull the rug out from under you": patient-provider communication about opioid tapering. *J Pain* 2017;18(11):1365–1373.

17. Halpern J. Empathy and patient-physician conflicts. *J Gen Intern Med* 2007;22(5):696–700.

18. Roter DL, Stewart M, Putnam SM, Lipkin M Jr, Stiles W, Inui TS. Communication patterns of primary care physicians. *JAMA* 1997;277(4):350–356.

19. Yagil D, Shnapper-Cohen M. When authenticity matters most: physician's regulation of emotional display and patient satisfaction. *Patient Educ Couns* 2016;99:1694–1698.

20. Beecher HK. Relationships of significance of wound to pain experienced. *JAMA* 1956;161(17):1609–1613.

21. Carroll LJ, Holm LW, Ferrari R, Ozegovic D, Cassidy JD. Recovery in whiplash-associated disorders: do you get what you expect? *J Rheumatol* 2009;36(5):1063–1070.

22. Beecher HK. The powerful placebo. *JAMA* 1955;159(17):1602–1606.

23. Levine JD, Gordon NC, Fields HL. The mechanism of placebo analgesia. *Lancet* 1978;2(8091):654–657.

24. Dum J, Herz A. Endorphinergic modulation of neural reward systems indicated by behavioral changes. *Pharmacol Biochem Behav* 1984;21:259–266.

25. Carvalho C, Caetano JM, Cunha L, Rebouta P, Kaptchuk TJ, Kirsch I. Open-label placebo treatment in chronic low back pain: a randomized controlled trial. *Pain* 2016;157:2766–2772.

26. Kam-Hansen S, Jakubowski M, Kelley JM, Kirsch I, Hoaglin DC, Kaptchuk TJ, Burstein R. Altered placebo and drug labeling changes the outcome of episode migraine attacks. *Sci Transl Med* 2014;6:218ra5.

27. Jensen KB, Kaptchuk TJ, Chen X, Kirsch I, Ingvar M, Gollub RL, Kong J. A neural mechanism for nonconscious activation of conditioned placebo and nocebo responses. *Cerebral Cortex* 2015;25:3903–3910.

28. Marras W, Davis K, Heaney C, Maronitis A, Allread W. The influence of psychosocial stress, gender, and personality on mechanical loading of the lumbar spine. *Spine* 2000;25(23):3045–3054.

29. Fuentes J, Armijo-Olivio S, Funabashi M, Miciak M, Dick B, Warren S, Rashiq S, Magee DJ, Gross DP. Enhanced therapeutic alliance modulates pain intensity and muscle pain sensitivity in patients with chronic low back pain: an experimental controlled study. *Phys Ther*

2014;94(4):477–489.

30. Kaptchuk TJ, Kelley JM, Conboy LA, Davis RB, Kerr CE, Jacobson EE, Kirsch I, Schyner RN, Nam BH, Nguyen LT, Park M, Rivers AL, McManus C, Kokkotou E, Drossman DA, Goldman P, Lembo AJ. Components of placebo effect: randomised controlled trial in patients with irritable bowel syndrome. *BMJ* 2008;336(7651):999–1003.

31. Dossett ML, Mu L, Davis RB, Bell IR, Lembo AJ, Kaptchuk TJ, Yeh GY. Patient-provider interactions affect symptoms in gastroesophageal reflux disease: a pilot randomized, double blind, placebo-controlled trial. *PLoS One* 2015;10(9):e0136855.

32. Derksen F, Bensing J, Lagro-Janssen A. Effectiveness of empathy in general practice: a systematic review. *Br J Gen Pract* 2013;63(606):e76–e84.

33. Hojat M, Louis DZ, Markham FW, Wender R, Rabinowitz C, Gonnella JS. Physicians' empathy and clinical outcomes for diabetic patients. *Acad Med* 2011;86(3):359–364.

34. Rakel DP, Hoeft TJ, Barrett BP, Chewning BA, Craig MB, Niu M. Practitioner empathy and the duration of the common cold. *Fam Med* 2009;41(7):494–501.

35. Ruben MA, Meterko M, Bokhour BG. Do patient perceptions of provider communication relate to experiences of physical pain? *Patient Educ Couns* 2018;101:209–213.

36. Bandura A. Self-efficacy. In Ramachaudran VS (Ed.), *Encyclopedia of Human Behavior*(Vol. 4). New York: Academic Press, 1994:71–81.

37. Hsiao-Wei Lo G, Balasubramanyam AS, Barbo A, Street RL, Suarez-Almazor ME. Link between positive clinician-conveyed expectations of treatment effect and pain reduction in knee osteoarthritis, mediated by patient self-efficacy. *Arthritis Care Res* 2016;68(7):952–957.

38. Rollnick S, Miller WR, Butler CC. *Motivational Interviewing in Health*

Care: Helping Patients Change Behavior. New York: Guilford, 2008.

39. Miller WR. Motivational interviewing with problem drinkers. *Behav Psychother* 1983;11:147–172.

40. Tuccero D, Railey K, Briggs M, Hull SK. Behavioral health in prevention and chronic illness management: motivational interviewing. *Prim Care Clin Office Pract* 2016;43:191–202.

41. Chang YP, Compton P, Almeter P, Fox CH. The effect of motivational interviewing on prescription opioid adherence among older adults with chronic pain. *Perspect Psychiatr Care* 2015;51(3):211–219.

42. Vong SK, Cheing GL, Chan F, So EM, Chan CC. Motivational interviewing therapy in addition to physical therapy improves motivational factors and treatment outcomes in people with low back pain: a randomized controlled trial. *Arch Phys Med Rehabil* 2011;92:176–183.

43. Alperstein D, Sharpe L. The efficacy of motivational interviewing in adults with chronic pain: a meta-analysis and systematic review. *J Pain* 2016;17(4):393–403.

44. Cheing G, Vong S, Chan F, Ditchman N, Brooks J, Chan C. Testing a path-analytic mediation model of how motivational enhancement physiotherapy improves physical functioning in pain patients. *J Occup Rehabil* 2014;24:798–805.

45. Miller WR, Rollnick S. *Motivational Interviewing: Helping People Change.* 3rd ed. New York: Guilford Press, 2013.

46. Miller WR, Zweben A, DiClemente CC, Rychtarik RG. *Motivational Enhancement Therapy Manual: A Clinical Research Guide for Therapists Treating Individuals with Alcohol Abuse and Dependence.* Rockville, MD: National Institute on Alcohol Abuse and Alcoholism, 1992.

47. Miller WR, Rollnick S. Ten things that motivational interviewing is

not. *Behav Cogn Psychother* 2009;37:129–140.

48. Beck A, Rush AJ, Shaw BF, Emery G. *Cognitive Therapy of Depression.* New York: Guilford Press, 1979.

49. Sullivan MJL, Thorn B, Haythornthwaite JA, Keefe F, Martin M, Bradley LA, Lefebvre JC. Theoretical perspectives on the relation between catastrophizing and pain. *Clin J Pain* 2001;17:52–64.

50. Thorn BE. *Cognitive Therapy for Chronic Pain: A Step-by-Step Guide.* 2nd ed. New York: Guilford, 2017.

51. Otis JD. *Managing Chronic Pain: A Cognitive-Behavioral Therapy Approach.* New York: Oxford University Press, 2007.

52. Melzack R, Wall PD. Pain mechanisms: a new theory. *Science* 1965;150:971–979.

53. Murphy JL, McKellar JD, Raffa SD, Clark ME, Kerns RD, Karlin BE. *Cognitive Behavioral Therapy for Chronic Pain Among Veterans: Therapist Manual.* Washington, DC: U.S. Department of Veterans Affairs.

54. Ehde DM, Dillworth TM, Turner JA. Cognitive behavioral therapy for individuals with chronic pain: efficacy, innovations, and directions for research. *Am Psychol* 2014;69(2):153–166.

55. Hayes SC, Barnes-Holmes D, Roche B (Eds.). *Relational Frame Theory: A Post-Skinnerian Account of Human Language and Cognition.* New York: Plenum Press, 2001.

56. Hayes SC. Acceptance and commitment therapy, relational frame theory, and the third wave of behavioral and cognitive therapies. *Behav Ther* 2004;35:639–665.

57. Hayes SC, Strosahl KD, Wilson KG. *Acceptance and Commitment Therapy: An Experiential Approach to Behavior Change.* New York: Guilford Press, 1999.

58. Harris R. *ACT Made Simple*. Oakland, CA: New Harbinger Publications, 2009.

59. Cherkin DC, Sherman KJ, Balderson BH, Cook AJ, Anderson ML, Hawkes RJ, Hansen KE, Turner JA. Effect of mindfulness-based stress reduction vs. cognitive behavioral therapy or usual care on back pain and functional limitations in adults with chronic low back pain: a randomized clinical trial. *JAMA* 2016;315(12):1240–1249.

60. Grant JA, Courtemanche J, Rainville P. A non-elaborative mental stance and decoupling of executive and pain-related cortices predicts low pain sensitivity in Zen meditators. *Pain* 2011;152(1):150–156.

61. Sharon H, Maron-Katz A, Ben Simon E, Flusser Y, Hendler T, Tarrasch R, Brill S. Mindfulness meditation modulates pain through endogenous opioids. *Am J Med* 2016;129(7):755–758.

拓展阅读

建立同理心

Coulehan JL, Platt FW, Egener B, Frankel R, Lin CT, Lown B, Salazar WH. "Let me see if I have this right ...": words that help build empathy. *Ann Intern Med* 2001;135(3):221–227.

提高患者积极性的沟通策略

Miller WR, Rollnick S. *Motivational Interviewing:Helping People Change*. 3rd ed. New York: Guilford Press, 2013.

Rollnick S, Miller WR, Butler CC. *Motivational Interviewing in Health Care: Helping Patients Change Behavior*. New York: Guilford, 2008.

慢性疼痛的认知行为疗法和接纳承诺疗法

Harris R. *ACT Made Simple.* 2nd ed. Oakland, CA: New Harbinger Publications, 2009.

Otis JD. *Managing Chronic Pain: A Cognitive-Behavioral Therapy Approach.* New York: Oxford University Press, 2007.

第 3 章

在 1~10 的评级中将疼痛评为 14 的患者

利安娜·R.西安弗里尼

案例："疼痛评级为 14 的患者"

当一位患者——他开车来到你的诊所，坐在候诊室里并与接待员寒暄——在 0 ~ 10 的评级中将其当前的疼痛评为 10 时，你的第一反应是什么？如果患者给出的评级是 14 呢？如果这个人是你的新患者，你的观点会有所改变吗？如果患者卷入诉讼，正在寻求社会保障或与工作相关的长期的残疾索赔，或者其疾病在工伤保险范围内，你会怎么看？如果患者还在抽搐、呻吟并紧抓背部，你会怎么看？如果"10"这一评级是在一系列阿片类药物增加或在你尝试多次介入程序之后得出的呢？

挑战：如何解释和回应高于预期的疼痛评级

当你面对高于预期的疼痛评级时，常见的原因可能是：

这位患者在夸大病情。

此外，我们可能会怀疑患者的夸大其词背后有一个违法、蓄意的原因：

这位患者夸大病情是为了某种继发性获益，包括增加药物剂量或为了符合某个法律文件。

一种可能的"膝跳反射"也许是对患者提出疑问：

"你的疼痛评级不可能是 14 ！"

　　用这种直白的方式纠正患者所传达的意思是："你的疼痛并没有你说的那么严重""我不相信你的评级""你在发牢骚""你太夸张了"。医生的任何直接或间接的指责都会立即终止医患沟通。回顾一下第 2 章中积极倾听和共情反应所具有的临床价值，然而，从患者那里获得准确的基线信息和定期的疼痛评级非常重要，尤其是考虑到更高的疼痛评级与医生报告的更高的就诊难度 [1] 和更大的阿片类药物用量 [2] 都有显著关联。

临床医生情境：面对不确定性时的临床决策很复杂，并且易出现无意识偏见

　　作为一名临床医生，你对阅读化验结果并不陌生。如果患者误认为自己的糖化血红蛋白是 11.2，那么你可以向他出示血液检查结果，让他重新认识自己糖尿病的严重程度。但遗憾的是，对于慢性疼痛，我们根本没有类似方法给予客观的反馈。诊断性成像扫描〔如磁共振成像、计算机断层扫描（Computed Tomographyscans，CT）〕或血液检查〔如抗核抗体（Antinuclear Antibody，ANA）阳性或高 C 反应蛋白（C-reactive protein，CRP）水平〕并不能"证明"疼痛的存在或其严重程度，就像常规检查不能"证明"患者在装病一样 [3]。所以，在慢性疼痛领域工作的医生必须经常在证据不足的情况下做出临床决策，尽管他们期望自己在践行循证医学程序。在大多数急性疼痛病症中，医学证据可能发挥着更重要的作用；

然而，当疼痛的持续时间超过预期，心理社会因素成为疼痛和功能障碍的更突出的相关因素时，医生的判断就变得不那么确定了[4]。

泰特（Tait）及其同事[5]撰写的一篇优质文献综述指出："当症状的确定性较高时，即使临床情况复杂，临床判断和由此产生的医疗决策也会更加简单明了。然而，当症状的确定性较低时（即疼痛报告的有效性受到质疑），临床判断就比较模糊了，患者可能容易受到不当治疗的影响。"该文献综述表明，临床医生，从医学生[6]到训练有素、经验丰富的医疗专业人员[7]，都倾向于在小样本的评估中低估患者的疼痛强度，尤其是在医学证据不足的情况下。低估较高疼痛评级的倾向与临床医生的经验等因素有关，也与患者的人口学因素有关，如年龄较大、女性、少数民族，以及对心理痛苦的戏剧性表达。

在没有明确的外科病理（重申一下，即不能"证明"疼痛）的情况下，外显的疼痛行为有时被用来替代疼痛强度。"疼痛行为"一词是由福代斯（Fordyce）于20世纪70年代[8]创造的，用来概括可观察到的言语行为（如痛苦的发声、呻吟）和非言语行为（如畏缩、支撑、戒备），但这些也是不完美的主观指标。在临床实践中，我们可能会看到下列现象，从患者心不在焉地揉搓受影响的膝盖，到患者在座位上轻微晃动后夸张地抓住后背并突然大声喊叫，同时用余光看你是否注意到他。

虽然已经有人尝试开发一种在进行功能检查时可靠的疼痛

行为评估方法[9]，但基于视频的评估方法需要大量的培训，更适合科研实验而非临床环境。在某些情况下，自我报告的疼痛强度与疼痛行为的观察结果呈正相关[10]；然而，最近的一项研究表明，即使考虑到疼痛的严重程度，疼痛行为的个体差异随着时间的推移仍然保持稳定[11]。早期我们对慢性疼痛患者的疼痛行为持续性的解释集中在可能的操作性强化（Operant Reinforcement）的偶发事件，例如，临床医生或重要他人对患者的疼痛行为的共情性关注增加了患者未来做出疼痛行为的可能性[8]。最近的研究指出，运动恐惧[11]、疼痛灾难化（进一步的讨论见本章后文），甚至参与疼痛过度表达的中枢神经系统中负责运动管理的脑区长期的神经可塑性变化，都会对疼痛行为产生一定的影响[12]。就像高于预期的疼痛评级一样，无论是有意的还是无意的，无论是为了吸引注意、保护身体还是促进沟通，无论是受心理社会因素影响还是受神经生理因素影响，外显的疼痛行为都不能"证明"疼痛。因此，疼痛行为会削弱有效的医患互动。在临床实践中，我们发现许多患者并没有意识到自己的自动化且刻板的疼痛行为模式，以及当他们注意到这些行为时，他们能够加以抑制。

患者情境：疼痛评级高于预期有多种可能的解释

请考虑以下可能性：

● 我们的疼痛强度评级量表不完整或不足以体现患者的

体验；

- 患者不完全了解如何使用疼痛强度评级量表；
- 患者想表达"我现在真的很痛苦，我需要你相信我"；
- 患者担心如果他们报告疼痛评级为"轻度"或疼痛"有所改善"，医生就会取消治疗（如减少药量、拒绝进一步的介入治疗）；
- 患者可能因继发性获益而故意夸大病情；
- 患者可能有一种适应不良的信念风格——灾难化，从而放大症状。

接下来，我们将进一步探讨其中的几种可能性。

目前的疼痛强度评级量表在临床评估的效用和对患者的理解方面存在固有的局限性

疼痛感知是一个私人、隐蔽的过程，如前所述，目前还没有完全可靠的仪器或设备可以测量个体的疼痛体验。哪怕我们的许多患者都曾对缺乏这样一种共情设备表示遗憾："我希望我的医生或妻子能体会到我的感受，哪怕只有 20 秒，这样他们就会知道我正在经历什么。"试想一下那种孤立无援的感觉，你就会明白传统的言语交流不足以分享你的感受，为什么疼痛似乎是实现目标的道路上不可逾越的障碍，为什么你如此渴望得到他人共情式的、及时的照护。尤其是慢性疼痛患者，外显的自动唤醒迹象（如血压升高、出汗）并不总是与疼痛强度直接对应，因此，临床医生在诊室接诊时必须避免"以貌取人"。定量感觉测试（Quantitative Sensory Testing，QST）已被开发并用于疼痛的实验研究（如对热刺激、机械刺激和缺血性刺激的反应），它可以揭示神经病理性疼痛状态下的一些生理心理学参数，如个体的疼痛阈值、耐受性或中枢敏感程度，以及异常性疼痛或痛觉过敏[13]。然而，定量感觉测试仍依赖于患者的自我报告，在大多数繁忙的临床实践中并不可行。因此，我们只能通过量化的主观估量来确定疼痛强度是最严重、最轻微、当前水平还是平均水平。

让我们简要谈谈目前诊室常用的线性疼痛强度评级量表中存在的挑战性问题。成人评级量表包括数字评级量表（Numeric Rating Scale，NRS）、视觉模拟量表（Visual Analog Scale，VAS）和口头评级量表（Verbal Rating Scale，VRS）[14]。NRS 是成人疼痛强度的单维度测量方法，本质上是 VAS 的分段数字版本。VAS 让受访者沿着一条水平线做一个垂直标记来代表他们的疼痛强度，而 NRS 则要求患者在 0～10 或 0～100 中选择一个数字来代表疼痛强度。与 VAS 类似，NRS 也是通过描述疼痛严重程度的极值（例如，从"无痛"到"可以想象的最剧烈的疼痛"）来锚定受访者的疼痛强度（见图 3.1）。对于有交流障碍的儿童或成人，我们可使用其他量表，如 Wong-Baker 面部表情疼痛量表（Wong-Baker FACES Pain Rating Scale，WBS）[15]等。有关这些量表的示例都可以在公共领域获得，请参见图 3.2。虽然需要考虑一些复杂的因素，如反应锚的措辞、文化可译性，以及在量表跨纸质－电子模式下收集数据的能力，但这些评级量表总体上是可靠且有效的。临床试验方法、测量和疼痛评估倡议（Initiative on Methods，Measurement，and Pain Assessment in Clinical Trials，IMMPACT）指南指出，NRS 是测量无认知障碍成人疼痛强度的黄金标准[16]，近期大量文献综述也支持这一说法[17]。

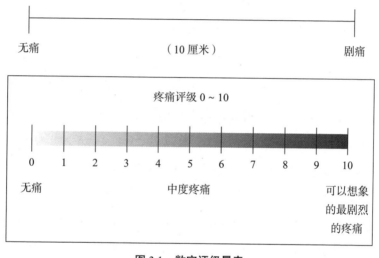

图 3.1 数字评级量表

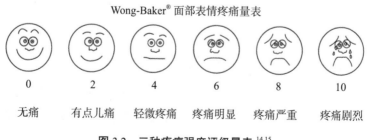

图 3.2 三种疼痛强度评级量表 [14,15]

　　为了理解这些量表对患者来说有多困难，你要先在心里问问自己：你的评级 6 和患者的评级 6 一样吗？他们的评级 10 是否具有跨时间和空间的一致性？如果患者同时伴有颈部疼痛、腰部疼痛和偏头痛，那么他们在给你提供单一数字评级时，主要针对的是哪个部位的疼痛？是否应该对每个疼痛部位进行多重疼痛评级或是否可以将疼痛强度准确地汇总为单一的数字呢？他们的情绪困扰或痛苦是否会影响他们的数字评级，例如，他们是否足够敏感并能纯粹地凭直觉评估疼痛强度，或者他们的评级是否受到他们因疼痛产生的不愉快程度的影响？患者是否试图以一种不成熟的方式通过他们提供的数字传达更多信息？

　　最近的一项研究结果[18]凸显了在临床文书工作中仅使用单维疼痛评级的局限性。在控制 NRS 所测量的疼痛强度的同时，代表疼痛对功能的干扰（感知到的疼痛相关失能）、疼痛灾难化和疼痛相关信念（如对疼痛能治愈的生物医学信念）的量表得分越高，研究被试在 VRS 中将其疼痛等级评为更严重程度的倾向就越大。因此，我们不能假定疼痛严重程度评级只能测量疼痛强度，它们还可能反映出患者对功能障碍的看法，以及关于疼痛的其他信念。经验丰富的临床医生非常清楚主观疼痛评级与客观功能测量之间的差异：给出相似疼痛强度评级的患者可能会表现出非常不同的心理和生理受损程度。

　　因此，仅凭单维疼痛强度量表来量化主观、多维和动态的疼痛体验是不够的。我们建议通过使用与患者病情相关的适当的功能障碍指数，并将其纳入工具来评估患者在日常生活活动中感知到的与疼痛相关的限制，从而扩大对患者疼痛体验的测量范围。正如我们所知，关注疼痛强度可能是一个主要结果，但前提是要基于患者的整体生活质量和功能背景。当然，与疼痛相关的功能障碍的测量方法的有效性也会受到质疑，因为它具有自我报告的性质（例如，我们曾遇到认为自己只能坐 10 分钟的患者却能在长达 1 小时的访谈中或课堂上坚持坐着），而且能改善短期回忆的每日活动日记并不总是可行的。疼痛失能指数（Pain Disability Index，PDI）[19] 是一个简短而广泛使用的问卷，可对七个功能领域（如家庭/居家责任、娱乐、社交生活等）的强制性和随意性活动中的一般疼痛限制进行评级。针对特定疾病的功能性工具能更好地反映与单一疾病状态相关的影响。例如，我们在实践中经常使用奥斯韦特里失能指数（Oswestry Disability Index）[20]，但这些项目（如对抬举、坐姿的影响）是为了测量腰痛患者的失能情况而设计的，不能很好地评估头面部疼痛等可能存在的对独特功能和辅助功能的干扰（如对咀嚼、打哈欠、面部情绪表达的影响）。在这种情况下，下颌功能限制量表（Jaw Functional Limitations Scale）[21] 或偏头痛失能评估量表（Migraine Disability Assessment Scale）[22] 等指数会更适合。

正如大卫·威廉姆斯（David Williams）[23] 所说："如果你

听音乐只知道设置音量，那么你将无法得知正在演奏的片段所使用的乐器、质量、音调或节奏。"换句话说，我们需要突破 0～10 的评级量表，考虑患者疼痛体验的其他方面，如不愉快或"痛苦"的部分。我们可以在文书工作中使用附加的 VAS 或 NRS 来获得"疼痛不愉快"的维度。作为替代或结合使用，麦吉尔疼痛问卷（McGill Pain Questionnaire，MPQ）[24] 不仅可用于评估疼痛的感觉部分，还可用于获取疼痛的情感 / 情绪维度。该量表提供了几组按严重程度排列的形容词，可以通过纸笔测试的方式进行，也可以由评估者读出每个词的子类进行。研究表明，MPQ 能够区分不同的临床疼痛状况，如偏头痛和紧张性头痛[25]，目前有两种经过验证的简表可用[26,27]。临床医生可以利用 MPQ 提供的信息来指导干预措施。例如，如果患者认可几种高强度的情感性疼痛的描述（即"可怕""难以忍受""恶劣"），那么他可能会针对疼痛焦虑、适应不良的疼痛信念、不切实际的期望或应对机制的治疗做出回应。这种方案可能不同于主要支持患者感官描述（如"疼痛""触痛"和"抽筋"等）的医疗或行为治疗方案，后者可能更适合使用非阿片类药物、营养补充或肌肉放松技术等来治疗。我们将在其他章讨论添加其他与疼痛相关的情绪和信念的测量方法的效用。

我们还建议对患者进行培训，让他们了解在诊室中使用的 NRS 或 VAS。简单地将 NRS 的得分划分为任意的离散类别或等分并不是一种有效的方法。有学者给出建议，将疼痛强度与疼痛对日常功能的干扰程度相关联。这种统计方法已在癌症患者[28]、肌肉骨骼疼痛患者[29]及其他患者样本中被反复使用。一般来说，有研究表明[30]，就与疼痛相关的功能干扰而言，"轻度"和"中度"疼痛之间的分界线通常在 3～4。"中度"和"重度"疼痛之间的分界线通常在 6～8，具体取决于研究的样本、疼痛的定义、干扰和功能的测量和疼痛的诊断。在我们诊所开设的疼痛必修课上，我们会在医生对患者进行第一次评估之前，就教给患者一般的疼痛分界线。我们会教他们如何将数字评级与功能和疼痛发作联系起来，以及如何定义锚点（例如，"如果你在就诊时将自己的疼痛等级评为 10，那么你或许对可能出现的更糟糕的情况缺乏切实的想象""我们不会以牺牲你的安全为代价来追求疼痛评级为'0'"）。我们会问："在大多数情况下，你能忍受的疼痛强度是多少？"我们诊所的患者似乎愿意忍受的 NRS 平均值是 5.2，这很合理。有趣的是，他们希望获得更一致或可预测的中等程度的疼痛基线，并在疼痛加剧时作为参照。接受过 NRS 培训的患者反馈良好，许多患者表示，他们计划根据教育内容重新锚定和调整自己的疼痛评级。患者对有机会加强与临床医生的沟通表示感谢。

患者对医生的回应或开处方的行为的担忧可能会影响他们的疼痛评级

在关于疼痛强度评级量表的课堂讨论中，患者选择更高的疼痛评级而不是疼痛强度本身的原因有两个。首先，我们的许多新患者都曾辗转于多名临床医生（如初级保健医生、矫形外科医生、风湿病专科医生和神经科医生），他们经常感到"被搪塞""被怀疑"。有传言称，一些患者可能会给疼痛评很高的等级，试图以这种不成熟的方式将慢性疼痛对自己的严重影响传达给新的医生。

其次，一些患者担心如果他们报告疼痛减轻到"轻度"级别，就会被取消治疗（如医生减少药量、拒绝额外的硬膜外阻滞的医疗保险）。例如，阿片类药物的适用症状为"每日中度至重度疼痛"，一种解释是，报告轻度疼痛的患者将不再有资格接受该药物治疗，而不是相反的逻辑（即药物是帮助患者将疼痛缓解至轻度的工具之一）。我们告诉患者，夸大疼痛评级可能会导致危险或昂贵的医疗结局（如不必要的诊断检查、增加药物剂量、终止有效的治疗）。我们指导患者不要"玩三维棋局"，并敦促患者要直接、诚实且深思熟虑地给出自己的疼痛评级，回答提供给他们的任何问卷。我们要求他们不要试图预测临床医生可能会怎么想或怎么做。我们赋予他们的任务是成为一名对自己的疼痛负责任的、准确的"科学观察者"。

患者可能为了继发性获益故意夸大病情

在某些情况下，患者的可信度可能会受到质疑，尤其是在涉及重大经济利益或其他"继发性获益"的情况下（如职业赔偿、正在进行的诉讼、残疾申请、摆脱家庭责任、家人或医学界的关注）。关于可能获得赔偿金的患者是否会夸大疼痛的相关症状，目前取得的数据相互不一致，但许多临床医生对这类患者持怀疑态度[31]。当然，我们也遇到过一些患者，他们非常清楚经济的或社会的报偿政策如何影响他们的疼痛评级，而且他们对此的坦诚程度令人吃惊。例如，"我的律师告诉我保持较高的疼痛评级，这样我就可以获得更多赔偿金""我只有疼得大喊大叫，丈夫才会理我"。

做作性障碍和装病在临床实践中很少见[32]，因此在疼痛医学环境中可能会被遗漏。这些非器质性综合征可能表现为疼痛和 / 或神经系统的症状、故意捏造或假装躯体症状，或者夸大身体状况以扮演患病的角色。因此，临床医生在确诊时需要排除一些困难的因素，具体包括以下几点。

- 转换性障碍（功能性神经症状障碍）——报告的神经系统的感觉或运动症状不能归因于任何医疗状况，也不会造成痛苦或损害。

- 躯体化障碍—— 一种或多种躯体症状，伴有与躯体症状相关的过度想法、感觉和 / 或行为。在《精神障碍诊断与统计手册》（第五版）（*Diagnostic and Statistical Manual of Mental Disorders*，5th ed.，DSM-5）[33] 中，躯体化障碍取代了疑病症、躯体形式障碍和疼痛障碍等一系列诊断。

对装病的推断还必须基于外部数据，以及临床医生对患者动机的判断。在你疑心重重时，与其匆忙下结论或对患者的动机做出判断，不如尝试通过评估的方法对患者的症状有效性和努力 / 动机水平进行筛查，以确定患者报告的症状动机背后的多重驱动力。例如，改良的躯体知觉问卷（Modified Somatic Perception Questionnaire，MSPQ）和疼痛失能指数（PDI）被用于疼痛人群，以区分装病性疼痛相关失能患者和非装病患者[34]。

患者可能有一种适应不良的信念系统（灾难化），从而夸大症状

患者疼痛评级高的另一种解释涉及扭曲的负性思维的一种特殊类型，这一点在认知行为视角中有所阐释。如果你听到过"我疼得要命""除了疼痛，我什么都不能想""我无法承受"和 / 或"我的疼痛总是满级，永远不会好转"这样的话，那么你就见过疼痛灾难化的患者了。疼痛灾难化被定义为一种适应不良的评估或应对方式，又被定义为一种稳定的倾向性特质，它最容易通过以下三种成分来定义[35]：

- 夸大（放大的症状感知）；
- 反刍（无法将注意力从疼痛感上转移开）；
- 无助（感觉以自己现有的资源无法应对疼痛）。

疼痛灾难化是一个特别有影响力的概念，已被证明是疼痛

相关失能[36]、生活质量[37]、自杀意念[38]、可观察到的疼痛行为和配偶回应[39,40]，以及术后疼痛评级和麻醉剂使用量[41]的有力预测因素，其作用往往超过抑郁本身对这些结果的影响。与我们对高疼痛评级的讨论相似，疼痛灾难化对疼痛强度的预测与身体损伤程度无关[42]。最近的一项研究表明，疼痛灾难化和疼痛强度对开阿片类药物的处方有显著的交互作用[43]。疼痛灾难化也被认为是射频病变和注射治疗等微创手术效果不佳的预测因素[44]，同时是全膝关节镜术后两年内持续疼痛的预测因素[45]。疼痛灾难化通常已被确定为慢性疼痛患者[46]和有物质使用障碍史的患者滥用阿片类药物的一个风险因素[47]。

关于其作用机制，最近有证据表明，疼痛灾难化会影响脊椎上内源性疼痛抑制和疼痛促进过程[48]，并与皮质醇反应失调有关[49]，而且可能与对疼痛的神经免疫学反应的改变有关。对健康志愿者进行的神经影像学研究表明，疼痛灾难化与大脑中和疼痛体验相关的脑区活动增强有关，而这与报告的疼痛加剧直接相关[50]。

令人欣慰的是，疼痛灾难化既能通过长期课程[51]，也能通过针对性的短期团体心理治疗[52,53]，甚至单次课程得到改善。鉴于疼痛灾难化与治疗效果之间的密切关系，疼痛灾难化被称为"一个主要的、高收益的治疗目标"[54]。

在疼痛心理医生使用认知行为疗法的过程中，患者将学会监控自己的想法，识别任何不合理的信念或扭曲的思维，并重建自己的思维模式，对环境做出更具适应性、更真实的评估。例如，为了"去灾难化"，治疗师会指导患者评估他们所想象的最坏情况的现实可能性，并找到应对的资源。治疗师可能会问："疼痛可能带给你的最坏的情况是什么？""你对会发生这种情况有多大的把握？""如果会发生，那你该怎么办？你能应付吗？"治疗师将采用团队合作的方法和技巧，如示范、角色扮演练习和周密的对话提问，帮助患者挑战自己的消极想法，并鼓励他们创造其他可替代的选项。需要注意的是，认知行为疗法并不是让患者"戴着玫瑰色眼镜"（指过于乐观），也不是让患者养成"盲目乐观的性格"，这就像一个人习惯性地进行消极思考一样，也是扭曲的。相反，我们的目标是对疼痛和其他情况采取现实、中立的看法。

因此，在繁忙的医疗实践中，我们建议你先大致地倾听患者是否有反刍、夸大或无助的短语，这可能会让你了解灾难化对疼痛评级的影响。我们还建议你在接诊和随访文件中使用类似疼痛灾难化量表（Pain Catastrophizing Scale）[35]这样简单扼要的调查问卷，以做进一步的评估。

沟通：用高于预期的疼痛评级指导临床对话

正如我们在本章开头提到的，我们的本能反应可能是反驳患者的高疼痛评级："不可能是 14！"我们本能地想重新引导患者选择更有用的方法来评估其疼痛强度，这并没有错：如果患者希望自己的疼痛得到重视，他们就需要重视疼痛强度评级量表。医生以细腻且尊重的方式开展疼痛强度评级量表方面的教育可以起到很大的作用。此外，还有其他更有治疗效果的应对方式。你从以下建议中选择何种对话提示和程序将取决于你与患者相处的总时长、患者的健康素养、患者的照护目标，当然还有你的个人风格。

不该说的话

- "你的疼痛评级不可能是 14！"
- "你明显在夸大其词。"
- "你有点儿太夸张了，不是吗？"
- "我觉得你是装的，好获批伤残保险。"
- "哦，你真可怜。你都这样呻吟了，你一定很痛苦。"

改进疼痛评级会话的一般建议

- 暂停。不要凭直觉做出第一反应。
- 记住，对大多数患者来说，0~10 的量表可能是模糊的。
- 确保你的诊所文件上的 NRS 或 VAS 有明确的指导。
- 询问患者如何解释"评级 10——能想象的最剧烈的疼痛"。
- 考虑开展与日常功能相关的轻度、中度、重度疼痛分类教育。

- 询问患者量表上的哪个数字可以定义为"可忍受的疼痛"。

- 要么忽略外显的疼痛行为（不要用积极关注、惊慌或怜悯来强化），要么温和地指出一次，看看患者能否觉察并改变姿势，或者让面部表情平静下来。

- 考虑患者的病史和心理社会背景。患者是否卷入诉讼或有继发性获益的机会？患者对疼痛的语言表达是否成熟？

- 考虑使用 MPQ，以便更好地了解患者对疼痛的描述，以及疼痛体验中感官和情绪部分的严重程度。

- 考虑将疼痛灾难化量表作为诊所文书工作的组成部分；疼痛灾难化高分或许可以解释患者的高疼痛评级。

建议使用的句子

"所以，你把你的疼痛强度评为非常剧烈。"

这是一种简单的积极倾听的反馈技巧，它传达的是共情而非评判。这是对患者评级的准确且真实的反映。

"为了帮助我们更好地沟通，我可以和你讨论一下更有用的方式来使用 0 ~ 10 的评级量表吗？"

征求"同意"是在动机式访谈中使用的一种技巧。它意味着团队合作，并开启关于疼痛强度评级量表教育的对话。

"你知道自己的右肩比左肩抬得高吗？我们把这叫作'警戒姿势'。试着把它放下来。"

这个问题和要求实际上是诊断性质的。对于没有意识到自己的疼痛行为的患者，你可以让他们尝试在一天中定期进行身体扫描来提升自己的意识，并练习放松自己的姿势或面部表情。如果他们在被提示时无法放松姿势或无法停止揉搓/抽噎行为，则可能存在恐惧成分（例如，"如果我不护住后背，可能会被他人撞到，产生更多疼痛"）或继发性获益（例如，"我的疼痛是无形的，如果我不表现出疼痛，家人怎么会知道别让我一个人做家务呢"）。

"我注意到，无论我们做什么——阻断、增加药量、物理治疗——你的疼痛评级都保持不变。你觉得这是怎么回事？"

直接提出观察结果可能会引起进一步的讨论，从而揭示继发性获益问题、不切实际的缓解期望（"如果我的评级不是0，我会说什么方法都不起作用"）和患者认为的提供较低的评级就会终止治疗的担忧等。在通常情况下，一个不带有偏见的提问简单地解决了"大象在屋里"（指有问题却被人视而不见）的问题，也能增强人际信任。

"你的高疼痛评级提示我们应该努力减轻你关于疼痛的痛苦程度。在慢性疼痛中，这类痛苦很常见，实际上它是一种疼痛放大器，会阻碍疼痛的缓解。"

这种回应确定了患者的痛苦并使之"正常化"——许多患

者确实因疼痛而痛苦。

这表明他们的痛苦本身不会导致疼痛，但是会让他们的疼痛加剧。注意：你可能需要澄清一下，你并不是在说"疼痛都是你凭空想象的"。

"你的一份问卷得分表明，你的疼痛正在受到某种消极心态的影响。"

在这里，你使用了对患者更友好的语言（"消极心态"或"可能不健康的思维习惯"），而不是心理学术语（"疼痛灾难化"）。这有助于提高患者对治疗计划的接受度，这个治疗计划可能包含向疼痛心理医生转诊以对灾难化采取进一步的认知行为干预。

一个有用的后续建议是："真正令人惊讶的是，有研究表明，如果我们能够将这种消极心态转变为更健康的心态，那么你接受的医学治疗实际上可以更有效地发挥作用，你的功能也会得到改善！"

为了介绍与当地疼痛心理医生合作进行认知行为疗法的想法，你可以建议"在你的医疗团队中再增加一名成员"，他们可以直接解决这种心态问题。将心理学家描述为"帮助你重新训练大脑通路"的"行为医学专家"，对那些似乎对心理治疗感到紧张或不情愿的患者来说，可能更容易接受。

参考文献

1. Henry SG, Bell RA, Fenton JJ, Kravitz RL. Communication about chronic pain and opioids in primary care: impact on patient and physician visit experience. *Pain* 2018;159(2):371–379.

2. Ciccone DS, Just N, Bandilla EB, Reimer E, Ilbeigi MS, Wu W. Psychological correlates of opioid use in patients with chronic nonmalignant pain: a preliminary test of the downhill spiral hypothesis. *J Pain Symptom Manage* 2000;20:180–192.

3. Jensen CJ, Brant-Zawaszki MN, Obuchowski N, Modic MT, Malkasian D, Ross JS. Magnetic resonance imaging of the lumbar spine in people without back pain. *N Engl J Med* 1994;331:69–73.

4. Gatchel RJ, Dersh J. Psychological disorders and chronic pain: are there cause-and-effect relationships? In Turk DC, Gatchel RJ (eds.), Psychological Approaches to Pain Management: A Practitioner's Handbook. 2nd ed. New York: Guilford Press, 2002:30–51.

5. Tait RC, Chibnall JT, Kalauokalani D. Provider judgments of patients in pain: seeking symptom certainty. *Pain Med* 2009;10(1):11–34.

6. Chibnall JT, Tait RC, Ross L. The effects of medical evidence and pain intensity on medical student judgments of chronic pain patients. *J Behav Med* 1997;20:257–271.

7. Tait RC, Chibnall JT. Physician judgment of patients with intractable low back pain. *Soc Sci Med* 1997;45:1199–1205.

8. Fordyce WE. Behavioral Methods for Chronic Pain and Illness. St. Louis: CV Mosby, 1976.

9. Koho P, Aho S, Watson P, Hurri H. Assessment of chronic pain behaviour: reliability of the method and its relationship with perceived disability, physical impairment, and function. *J Rehav Med* 2001;33:128–132.

10. Labus JS, Keefe FJ, Jensen MP. Self-reports of pain intensity and direct observations of pain behavior: when are they correlated? *Pain* 2003;102:109–124.

11. Martel MO, Thibault P, Sullivan MJL. The persistence of pain behaviors in patients with chronic back pain is independent of pain and psychological factors. *Pain* 2010;151:330–336.

12. Apkarian AV, Bushnell MC, Treede RD. Human brain mechanisms of pain perception and regulation in health and disease. *Eur J Pain* 2005;9:463–484.

13. Walk D, Sehgal N, Moeller-Bertram T, Edwards RR, Wasan A, Wallace M, Irving G, Argoff C, Backonja MM. Quantitative sensory testing and mapping: a review of nonautomated quantitative methods for examination of the patient with neuropathic pain. *Clin J Pain* 2009;25(7):632–640.

14. Jensen NP, Karoly P. Self-report scales and procedures for assessing pain in adults. In Turk DC, Melzack R (eds.), *Handbook of Pain Assessment.* New York: Guilford Press, 2011:19–44.

15. Wong D, Baker C. Pain in children: comparison of assessment scales. *Pediatr Nurs* 1988;14(1):9–17.

16. Dworkin RH, Turk DC, Farrar JT, Haythornthwaite JA, Jensen MP, Katz NP, Kerns RD, Stucki G, Allen RR, Bellamy N, Carr DB, Chandler J, Cowan P, Dionne R, Galer BS, Hertz S, Jadad AR, Kramer LD, Manning DC, Martin S, McCormick CG, McDermott MP, McGrath P, Quessy S, et al. IMMPACT core outcome measures for chronic pain clinical trials: IMMPACT recommendations. *Pain* 2005;113(1-2):9–19.

17. Safikhani S, Gries KS, Trudeau JJ, Reasner D, Rüdell K, Coons SJ, Buch EN, Hanlon J, Abraham L, Vernon M. Response scale selection in adult pain measures: results from a literature review. *J Patient Rep Outcomes* 2018;2:40.

18. Jensen MP, Tome-Pires C, de la Vega R, Galan S, Sole E, Miro J. What determines whether a pain is rated as mild, moderate, or severe? The important of pain beliefs and pain interference. *Clin J Pain* 2017;33(5):414–421.

19. Pollard CA. Preliminary validity study of the Pain Disability Index. *Perceptual and Motor Skills* 1984;59:974.

20. Fairbank JC, Couper J, Davies JB, O'Brien JP. The Oswestry Low Back Pain Questionnaire. *Physiotherapy* 1980;66(8):271–273.

21. Ohrbach R, Larsson P, List T. The Jaw Functional Limitation Scale: development, reliability, and validity of 8-item and 20-item versions. *J Orofac Pain* 2008;22–23:219–230.

22. Stewart WF, Lipton RB, Dowson AJ, Sawyer J. Development and testing of the Migraine Disability Assessment (MIDAS) questionnaire to assess headache-related disability. *Neurology* 2001;56(6, suppl.1):S20–S28.

23. Williams DA. The importance of psychological assessment in chronic pain. *Curr Opin Urol* 2013;23(6):554–559.

24. Melzack R. The McGill Pain Questionnaire: major properties and scoring methods. *Pain* 1975;1:277–299.

25. Mongini F, Deregibus A, Raviola F, Mongini T. Confirmation of the distinction between chronic migraine and chronic tension-type headache by the McGill Pain Questionnaire. *Headache* 2003;43(8):867–877.

26. Dworkin RH, Turk DC, Revicki DA, Harding G, Coyne KS, Peirce-Sandner S, Bhagwat D, Everton D, Burke LB, Cowan P, Farrar JT, Hertz S, Max MB, Rappaport BA, Melzack R. Development and initial validation of an expanded and revised version of the Short-form McGill Pain Questionnaire (SF-MPQ-2). *Pain* 2009;144:35–42.

27. Katz JMR, Melzack R. The McGill Pain Questionnaire: development,

psychometric properties, and usefulness of the long form, short form, and short form-2. In Turk DC, Melzack R (eds.), *Handbook of Pain Assessment*. New York: Guilford Press, 2011:45–66.

28. Paul SM, Zelman DC, Smith M, Miaskowski C. Categorizing the severity of cancer pain: further exploration of the establishment of cutpoints. *Pain* 2005;113:37–44.

29. Boonstra AM, Schiphorst Preuper HR, Balk GA, Stewart RE. Cut-off points for mild, moderate, and severe pain on the visual analogue scale for pain in patients with chronic musculoskeletal pain. *Pain* 2014;155(12):2545–2550.

30. Hirschfeld G, Zernikow B. Variability of "optimal" cut points for mild, moderate, and severe pain: neglected problems when comparing groups. *Pain* 2013;154:154–159.

31. Tait RC. Compensation claims for chronic pain: effects on evaluation and treatment. In Dworkin RH, Breitbart WS (eds.), *Psychosocial Aspects of Pain: A Handbook for Health Care Providers*. Seattle, WA: IASP Press, 2004:547–570.

32. Bass C, Halligan PW. Factitious disorders and malingering: challenges for clinical assessment and management. *Lancet* 2014;383(9926):1422–1432.

33. American Psychiatric Association. Diagnostic and Statistical Manual of Mental Disorders. 5th ed. Arlington, VA: American Psychiatric Association, 2013.

34. Bianchini KJ, Aguerrevere LE, Guise BJ, Ord JS, Etherton JL, Meyers JE, Soignier RD, Greve KW, Curtis KL, Bui J. Accuracy of the Modified Somatic Perception Questionnaire and Pain Disability Index in the detection of malingered pain-related disability in chronic pain. *Clin Neuropsychol* 2014;28(8)1376–1394.

35. Sullivan MJ, Bishop SR, Pivik J. The Pain Catastrophizing Scale:

development and validation. *Psychol Assessment* 1995;7:524–532.

36. Severeijns R, Vlaeyen JW, van den Hout MA, Weber WE. Pain catastrophizing predicts pain intensity, disability, and psychological distress independent of the level of physical impairment. *Clin J Pain* 2001;17(2):165–172.

37. Lame IE, Peters ML, Vlaeyen JW, Kleef M, Patijn J. Quality of life in chronic pain is more associated with beliefs about pain, than with pain intensity. *Eur J Pain* 2005;9:15–24.

38. Edwards RR, Smith MT, Kudel I, Haythornthwaite J. Pain-related catastrophizing as a risk factor for suicidal ideation in chronic pain. *Pain* 2006;126:272–279.

39. Sullivan MJ, Adams H, Sullivan ME. Communicative dimensions of pain catastrophizing: social cueing effects on pain behavior and coping. *Pain* 2004;107(3):220–226.

40. Keefe FJ, Lefebvre JC, Egert JR, Affleck G, Sullivan MJ, Caldwell DS. The relationship of gender to pain, pain behavior, and disability in osteoarthritis patients: the role of catastrophizing. *Pain* 2000;87(3):325–334.

41. Roth ML, Tripp DA, Harrison MH, Sullivan M, Carson P. Demographic and psychosocial predictors of acute perioperative pain for total knee arthroplasty. *Pain Res Manag* 2007;12(3):184–194.

42. Severejins R, Vlaeyen JW, van den Hout MA, Weber WE. Pain catastrophizing predicts pain intensity, disability, and psychological distress independent of the level of physical impairment. *Clin J Pain* 2001;17(2):165–172.

43. Sharifzadeh Y, Kao MC, Sturgeon JA, Rico TJ, Mackey S, Darnall BD. Pain catastrophizing moderates relationships between pain intensity and opioid prescription: non-linear sex differences revealed using a learning health system. *Anesthesiology* 2017;127(1):136–146.

44. Van Wijk RM, Geurts, JW, Lousberg R, Wynne HJ, Hammink E, Knape JTA, Groen GJ. Psychological predictors of substantial pain reduction after minimally invasive radiofrequency and injection treatments for chronic low back pain. *Pain Med* 2008;9(2):212–221.

45. Forsythe ME, Dunbar MJ, Hennigar AW, Sullivan MJ, Gross M. Prospective relation between catastrophizing and residual pain following knee arthroplasty: two-year follow-up. *Pain Res Manag* 2008;13(4):335–341.

46. Martel MO, Wasan AD, Jamison RN, Edwards RR. Catastrophic thinking and increased risk for prescription opioid misuse in patients with chronic pain. *Drug Alcohol Depend* 2013;132:335–341.

47. Morasco BJ, Turk DC, Donovan DM, Dobscha SK. Risk for prescription opioid misuse among patients with a history of substance use disorder. *Drug Alcohol Depend* 2013;127:193–199.

48. Weissman-Fogel I, Sprecher E, Pud D. Effects of catastrophizing on pain perception and pain modulation. *Exp Brain Res* 2008;186(1):79–85.

49. Johansson AC, Gunnarsson LG, Linton SJ, Bergkvist L, Stridsberg M, Nilsson O, Cornefjord M. Pain, disability and coping reflected in the diurnal cortisol variability in patients scheduled for lumbar disc surgery. *Eur J Pain* 2008;12(5):633–664.

50. Seminowicz DA, Davis KD. Cortical responses to pain in healthy individuals depends on pain catastrophizing. *Pain* 2006;120(3):297–306.

51. Turner JA, Anderson ML, Balderson BH, Cook AJ, Sherman KJ, Cherkin DC. Mindfulness-based stress reduction and cognitive behavioral therapy for chronic low back pain: similar effects on mindfulness, catastrophizing, self-efficacy, and acceptance in a randomized controlled trial. *Pain* 2016;157(11):2434–2444.

52. Darnall BD, Sturgeon JA, Kao MC, Hah JM, Mackey SC. From catastrophizing to recovery: a pilot study of a single-session treatment for pain catastrophizing. *J Pain Res* 2014;7:219–226.

53. Thorn BE, Pence LB, Ward LC, Kilgo G, Clements KL, Cross TH, David AM, Tsui PW. A randomized clinical trial of targeted cognitive behavioral treatment to reduce catastrophizing in chronic headache sufferers. *J Pain* 2007;8(12):938–949.

54. Darnall BD, Colloca L. Optimizing placebo and minimizing nocebo to reduce pain, catastrophizing, and opioid use: a review of the science and an evidence-informed clinical toolkit. *Int Rev Neurobiol* 2018;139:129–157.

拓展阅读

慢性疼痛的临床诊断

Tait RC, Chibnall JT, Kalauokalani D. Provider judgments of patients in pain: seeking symptom certainty. *Pain Med* 2009;10(1):11–34.

疼痛行为

Martel MO, Thibault P, Sullivan MJL. The persistence of pain behaviors in patients with chronic back pain is independent of pain and psychological factors. *Pain* 2010;151:330–336.

疼痛评估

Fillingim RB, Loeser JD, Baron R, Edwards RR. Assessment of chronic pain: domains methods, and mechanisms. *J Pain* 2016;17(9 Suppl):T10–T20.

疼痛灾难化

Quartana PJ, Campbell CM, Edwards RR. Pain catastrophizing: a critical review. *Expert Rev Neurother* 2009;9(5):745–758.

装病

Bass C, Halligan P. Factitious disorders and malingering in relation to functional neurological disorders. *Handb Clin Neurol* 2016;139:509–520.

那些说"我现在不能做我以前常做的事"的患者

利安娜·R.西安弗里尼

案例："如果我能，我就会做，但是我不能，所以我不会做"

以下这些陈述听起来是否很熟悉？

- "我怀念去教堂做礼拜，而现在我再也坐不了那么长时间了。"
- "我感到孤立无援，因为我不能再和朋友打高尔夫了。"
- "我太狼狈了，我的房子就是个猪圈，因为我再也不能按照自己的标准打扫了。"
- "医生，我不知道为什么你能够坚持锻炼。对我来说，起床冲个澡已经够难了。我以前爱慢跑，可是你应该花一天时间来体验下我的痛苦，我现在再也没有办法锻炼了！"
- "是的，我知道我不应该在躺椅上休息那么久，但是我能站立的时间最多不超过5分钟。"
- "我想让过去的我回来。"

挑战：如何以促进而不是阻碍医患关系的方式重新定义"我不能"

花点儿时间重新阅读以上陈述，反思它们的共同点。每名临床医生在面对患者说"是的，但是……"或"我不能"时都会产生挫败感。不管我们是否意识到，我们都为患者设定了我们希望他们达成的目标。我们都将受益于运动、健康饮食、避免服用镇静剂，以及参加社交活动等。当我们向患者提出指导性的建议时，我们是基于循证的知识储备，旨在提供帮助。如果我们的建议遇到患者的抵制，那么这在某种程度上感觉就像患者对我们专业的一种攻击，或者标志着"这位患者就是不想好起来"。"我不能"这句话给人一种抗拒的感觉，让人觉得很失败。

我们可能会退缩，停止给出建议，并把这位患者列为失败的案例。我们的话语可能会被打断，而我们可能会在不经意间传递责备。或者，我们可能倾向于做一个肤浅的"啦啦队长"——"是的，你可以！乐观一点！"这也可以最大限度地减少患者的疼痛体验。想象一下，患者在我们通往目的地的道路上扔了一个巨大的混凝土障碍物，我们只能奋力对抗它——这是一个令人精疲力尽的心理过程（顺便说一下，当医生面对患者难以治愈的疼痛时，经常会产生这种感觉）。所以，我们在这里介绍几种不同的方法来处理"我不能"和"是的，但是……"。这些方法更加温和，可以使我们平息自己的怒火，增进医患关系，而不是让我们精力耗竭，被障碍困住。

当我们深入研究本章开头的陈述时，我们会发现它们有一个共同点——丧失感：

一种将自己现在的生活与之前的进行比较，并在此过程中有所失去的感觉；

一种"疼痛前"和"疼痛后"分界的感觉，带有"疼痛之前的生活皆是光明"和"疼痛之后的生活皆是暗淡"的谬论；

一种不愿意展开新生活的感觉，也许是出于对疼痛的恐惧，或者对失败的恐惧，又或者是其他一些意识或潜意识的原因。

其中一些感知到的丧失基于现实情况（例如，"我已经进行了腰椎多节融合手术，我再也不能享受我最爱的蹦极了"）。另一些感知到的丧失更多地源于不愿意忍受以往的日常工作所带来的疼痛。与患者产生共鸣意味着，他们的"我不能"可以在哀伤理论框架内被理解。确实，根据那些向疼痛门诊寻求帮助的患者的陈述，对物质、社会经济、功能和个人损失的哀伤是一个很突出的问题[1]。

临床医生情境：认识到哀伤是一种合理但可改变的障碍

想想我们对所爱之人死亡的反应——我们经历了他们实体存在的丧失，也许是一种情感支持的丧失，日常照顾或社交互动的丧失，以及想象中的与他们共度未来的丧失。现在，把这种哀伤的体验转移到一个因受伤或退行性疾病而致慢性疼痛的人所累积的多方面的丧失上[1,2]。患者可能会失去他们健全的身体、自发性、提前计划和值得信赖的能力、社交互动、缓解压力的体育爱好、日常工作、经济稳定性，以及作为一个没有慢性疾病的人所想象的未来。此外，还有一些哲理性的丧失，如身份和希望[3,4]。研究者已经确定了与丧失类型无关的平行的哀伤过程，无论这种丧失是由失去近亲还是由慢性疼痛引起的[5]。

作为与哀伤的患者打交道的临床医生，我们首先必须认识到，哀伤的形式并不是单一的[6]。你是否认同在丧失后的一段时间内会体验到一系列情绪、行为改变和消极想法是合理的？虽然亲人的死亡是有目共睹的，我们通常会得到他人的关注和支持，而由慢性疼痛带来的丧失可能是局部的，难以被他人注意到，我们可能得不到他人的支持（"被剥夺权利的哀伤"）[7]，并且这种丧失没有尽头。非限定丧失是指当生活的各个方面不断地达不到预期时，哀伤会持续存在并不断变化[8]。慢性疾病患者和残障人士面临着目标愿望和生理现实之间持续存在的不一致，他们可能会不断地感觉自己无法达成期望。

此外，在为疼痛所带来的丧失而哀伤的过程中还会面临一个更加严峻的挑战：模糊性[9]。当家庭成员失踪或被绑架时，或者当照护者看到所爱之人在患阿尔茨海默病的过程中失去认知能力时，个体可能会产生一种模糊的丧失感。在这种情况下，所爱之人同时处于"在"与"不在"的状态。至于慢性疼痛，缺乏明确的预后（也就是说，无法百分百地预测疼痛是否会持续，抑或手术或药物是否会缓解疼痛）和变化的能力，造成了这种模糊的状态。所以，一个没有疼痛的未来同时是"可能的"和"不可能的"，这让关于接受"不可能"的讨论更具挑战性。在临床实践中，我们注意到这一点在复发缓解型的疼痛患者中尤其正确。

认识和处理慢性疼痛患者的哀伤很重要，因为这种长期的哀伤与更多地使用医疗服务（例如，更频繁地到急诊室就诊、更长的住院时间）相关[10]。通过在这种动态而复杂的哀伤结构中表达对患者的慈悲并牢记了解和尊重患者的功能目标，比将自己的目标强加给患者更有效，我们可以为患者的动机定下新的基调，并制定新的治疗方案，使临床医生和患者都能克服或绕过这些治疗障碍。

患者情境：克服哀伤和挑战无益的想法

哀伤与接纳

我们已经超越了被广泛引用的顺序阶段模型：库布勒－罗斯（Kübler-Ross）哀伤五阶段模型[11]。现在我们明白，这些阶段不是按顺序经历的；相反，个体会在几分钟、几小时、几周或几个月的时间里在这些阶段中不断进出，其情绪也会随之变化。在否认阶段，慢性疼痛患者处于震惊状态，无法面对诊断结果、可能的生命期限，以及症状的持续性。在这一阶段，患者的内心活动可能是"这种痛苦不会持续下去；我们只是还没有找到治疗方法"或"我的医生诊断错误：我没有肌纤维痛"。这种否认或许对慢性疼痛患者不利，因为他们可能采取被动的照护方法，不寻求适当的治疗。否认慢性疾病可能会造成一种

"把所有鸡蛋都放在一个篮子里"的情况，逐渐增加的侵入性操作或非循证治疗成为其潜在的治疗方法。

一旦患者意识到抗拒诊断并不能改变诊断结果，他们就会表现出愤怒。对话可能会凸显不公平感（"这不公平！我不应该这样！""为什么偏偏是我？"），或者向医护人员的投射（"你必须解决这个问题！"）。愤怒是一种常见的防御机制（见第 9 章），也是一种正常的情绪反应。然而，用一种健康的方式来引导愤怒很有必要，它可以激发和表明患者的价值观，而不是让不适当的愤怒表达方式切断沟通渠道，对患者造成进一步的生理伤害。

讨价还价阶段通常不会持续很长时间，但这里可能包含一种生活回不到从前的绝望感。患者可能会有愧疚感（"如果我的慢性心绞痛能痊愈，我保证会戒烟"）或精神上的恳求（"老天啊，请不要让这件事毁了我的生活"）。"如果……"的想法会控制患者的思维。患者会呈现出较多的抑郁和焦虑情绪（见第 7 和第 8 章）。丧亲之痛和重性抑郁障碍有许多重叠的症状。悲伤和 / 或易怒、失去快乐、日常习惯和思维模式的改变，以及无助和内疚都可能是哀伤过程的一部分。

美国精神医学学会（American Psychiatric Association）编著的 DSM-5 在抑郁发作的排除标准中废除了丧亲后的抑郁症状持续不到两个月这一排除标准[12]。废除的部分原因是消除丧亲之痛通常只持续两个月的暗示。此外，值得注意的是，哀伤 / 丧亲之痛和与丧亲无关的抑郁障碍对相同的心理社会和药物治疗有反应。因此，你应该做好准备，将那些表现出长期或严重的类似抑郁障碍症状，并对与疼痛相关的丧失深感哀伤的患者转介给当地的治疗师。一句简单的瑞典谚语抓住了分享个人情感经历的益处："分享快乐会获得双倍快乐；分担悲伤会减轻一半悲伤。"

当患者面对他们的丧失并转向接纳时，我们可能会看到他们重新评估自己的角色、目标、能力和欲望。"接纳"这一概念充满了误解。当患者听到"接纳"这个词时，常常把它与对所发生之事"坦然接受"、认命于永远痛苦或"放弃"混为一谈。当疼痛到来时，患者担心接纳意味着"这是最好的结果了"。如果不揭穿这样的负面含义，可能会让患者产生更强烈的反抗。我们知道，当我们试图直接控制自己的情绪、思想和身体感觉时，问题可能会加剧。当你被告知不要想粉红色的大象时，你想到"粉红色的大象"的次数就会增加，或者当你被命令不要触摸自己的脸时，你会意识到自己触摸了很多次。正如治疗师卡尔·荣格（Carl Jung）所说："你反抗的东西不仅会持续存在，而且会变得越来越强大。"

相反，在哀伤的结构中，"接纳"更多是指认识到新的现实是永久的，愿意容忍现状，并找到适应新现实的方法。具体到慢性疼痛，阐释"接纳"有两个要点需要注意：承认治愈疼痛是不可能的，以及将注意力从疼痛转移到生活中的非疼痛方面[13]。"接纳"包括对疼痛的感觉采取不加评判的态度，而不是将疼痛标记为消极或积极的经历或试图提升自我效能感和控制感，接纳疼痛包括愿意承受疼痛而不采取行动消除它[14]。行为医学专家通常在接纳承诺疗法的框架内治疗慢性疼痛患者。最近的元分析表明，使用接纳承诺疗法来影响各种慢性疼痛的结局已得到确切的支持[15,16]，但仍需进行更有力的临床试验。

追求有价值的活动

> "一个人打算做什么不重要，做了什么才重要。"
>
> ——巴勃罗·毕加索（Pablo Picasso）

慢性疼痛会影响患者价值观的走势。价值观是原则、道德、标准，或者那些赋予我们生命意义、重要性和价值的理念。它们可以成为引导行为和决定目标的指南针。例如，身体健康、做一个善良的人、值得信赖、经济稳定、与人为善、有创造力，或者做一个努力工作的人，这些都属于价值观。如何发现个人的核心价值观？问问自己在一段高峰时期或一段有意义的经历中践行的价值观是什么，会对你有所帮助。在你的生活中，你必须拥有什么才能感到满足？你最希望你的朋友在你的葬礼上说些什么？

患者经常描述自己被困在哀伤、被打乱的日常生活或痛苦中。"我现在不能做我以前常做的事了"意味着患者在患病之前从事一项有价值的活动，现在他们把疼痛看作阻碍他们实现价值的障碍。以接纳承诺疗法为导向的行为医学治疗师不以直接解决问题的方式来讨论目标（"是的，你可以做到，这就是方法！"），而是帮助患者认识个人的核心价值观，定义与这些价值观相一致的活动，努力减少与痛苦相关的、追求价值的其他障碍，并参与和患者所选择的价值观相关的"承诺行动"[17]。

承诺行动包括目标导向的、心理上灵活的坚持。对患有慢性疼痛的人来说，持续的回避或过度活动会导致更严重的功能障碍和痛苦[18,19]。当临床医生意识到患者处于回避或过度活动周期时，标准的治疗方法是教授其活动节奏或将其行为模式分解为活动部分和休息时间。然而，活动节奏作为一种干预手段往往定义不清[20]，因此难以研究。

作为替代方案，在接纳承诺疗法的框架内，拉斯·哈里斯（Russ Harris）教授[21]明确地概述了承诺行动的四个步骤：

1. 选择一个优先考虑改变的生活领域；

2. 选择患者希望在该领域追求的价值观；

3. 在这些价值观的指导下设定具体的目标；

4. 用心采取行动。

关于如何完成这个过程的示例，请参见表4.1。

在这个模型中，行为模式在与价值观和目标有关联时会更加持久，能够灵活地适应失败和不适，并在与目标不一致时停止[22]。当然，在这个过程中定义目标时，记住SMART目标的助记符会有所帮助：具体的（Specific）、有意义的

（Meaningful）、适应性的（Adaptive）、现实的（Realistic）、有时效的（Time-framed）。

表 4.1　承诺行动练习示例

承诺行动	示例一	示例二
定义你的价值观	"做一个支持性的朋友"	"照顾好自己"
识别一个与该价值观一致的目标	和我两个最好的朋友安排一次周末旅行，这样我们就可以一度过美好的时光	提升能力，以减少疼痛对我的生活带来的负面影响
列出三个可以帮助你实现目标的具体行为	• 我将开始每周和朋友出去吃一次午餐或喝一次咖啡 • 为了支付这次旅行的费用，我每周要省下 10 美元 • 我会上网查一下，在我们想去的地方找一个经济实惠的旅游地点	• 我每天早晨都会确定，做出一天的选择，以及观察我的行为如何影响我所重视的事情 • 我会每天花一点时间练习正念，不评判自己的感觉 • 当疼痛出现时，我会每周做一些对我来说很重要的事情，即使是一个小而简单的行为

　　这些步骤的一个例子出自拉斯·哈里斯教授，他是一位全科医生，也是世界知名的接纳承诺疗法培训师，他在他的网站上提供了大量关于接纳承诺疗法的资料。他认为"价值观"就像你想去的方向（如向西）。承诺行动就像向西旅行。目标就像你想要跨越的桥梁或翻越的大山。换句话说，与其停留在"我的疼痛使我成为一个不称职的朋友，我不能再在周二外出

吃塔可了"的想法中，不如试试说"做一个称职的朋友对我来说太重要了，我会设定小目标，让自己振作起来，这样我就可以不顾疼痛，继续享受塔可之夜（Taco Night）了。"临床医生可以通过帮助患者确定一些他们最珍视的价值观，并设定适当的以价值观为导向的目标，以高时效和以患者为中心的方式有效地支持患者。让他们知道你会在下次拜访时检查这些目标，从而分享他们进步的喜悦。

阻碍活动的消极思维

一些无益的和习惯性的思维方式往往会引发无助感和与疼痛相关的受活动干扰的挫败感。这里可能存在"过度概括"的问题（例如，"由于疼痛，我无法完成这项任务，我在任何事情上都是失败者"），也经常有一种与"过去的我"比较的感觉（例如，"我以前可以做任何我想做的事"或"在生病之前，我的生活是完美的"）或与他人比较的感觉（例如，"我弟弟可以很顺利地做他想做的事"）。然而，与"我不能"最相关的消极思维习惯属于以下三类之一：全或无思维、"应该"和"必须"、把"不能"和"不情愿"混为一谈。

全或无思维

全或无思维是指以非黑即白或二元的方式进行极端思考。患者可能很难看到灰色地带或介于两端中间的区域；他们相信，任何达不到100%的事情本质上都等于0。这种思维模式会破坏人们为了向更健康的行为转变或不顾疼痛地追求目标所做的尝试。举一个和疼痛无关的例子：想象一个想要遵循健康饮食的人，一个小小的失误（如在办公室偷吃甜甜圈）可能就会让他觉得，自己已经彻底失败了，为什么还要在今天的剩余时间里继续努力呢？

就疼痛和对活动的追求而言，患者可能会想："既然我不能像以前那样打满高尔夫 18 洞而不感到疼痛，那么我就绝对不会再去球场了。"在患者眼里，只有两种糟糕的选择：要么过没有兴趣爱好的生活，要么保持这些爱好，但会因此增加难以忍受的疼痛。作为一名临床医生，你可能也会听到一些全或无思维渗入对药物的看法中。例如，"我必须服用强效阿片类药物，否则我就会面临无法忍受的疼痛和折磨"。患者可能会觉得自己陷入了没有胜算的局面。

绝对化想法

"应该"和"必须"有很多不同的名称，诸如"僵化的标准""命令式思维""必须化思维"，这取决于与你交谈的认知治疗师。我们会和一些开得起玩笑的患者说："你好像随时都在说'应该'！"不管你怎么称呼它，它都是人们为自己或他人设定的严格且坚定不移的规则。当没有达成这些高而不切实际的期望时，你可能会感到内疚，而如果他人没有达到标准，你可能也会生气和不满。患者可能会采用下列陈述形式。

"我不应该寻求帮助。"（……我不能独自做事！）

"我应该能像以前一样洗衣服了。"（……我不能洗衣服！）

"她应该知道我的感受，不再要求我做事了。"（……因为我不能按照她的要求去做！）

混淆"不能"和"不情愿"、"不得不"和"选择去"

"应该"的一个必然结果是混淆"不能"和"不情愿"。对大多数有正常的肢体功能和适量资源的慢性疼痛患者来说，对疼痛本身的担忧是一种限制因素。直接说"我不能"的患者很可能低估了自己的资源，也没有真正面对更坦诚的陈述——"我可以，但我不愿意，因为这可能会带来更多的疼痛"。例如，患者可能会告诉你："我不能忍受三个小时的车程。"但是，对大多数患者来说，三个小时（非越野）的汽车旅行或许可以忍受，他们可以通过诸如定点休息、使用枕头或加热垫、换位置、在旅途中分散注意力并计划在到达后安排休息时间等方式来忍受车程。所以，"我不能"实际上是"我不愿意坐车，我对坐车感到紧张或犹豫，因为我的疼痛可能会变得无法忍受"。

第二个相关的概念涉及混淆"不得不"和"选择去"：人们不容易意识到某件事是我们选择做的，而不是必须做的。例如，人们会认为"因为疼痛，我不得不放弃周日和朋友一起钓鱼"，而不是认为"我选择不去钓鱼，是因为我不想让我的朋友缩短他们的钓鱼时间或选择更近的钓鱼地点"。

沟通：处理哀伤，挑战消极思维，激励患者实现有价值的目标

不该说的话

- "是的，你可以这么做。别闹了！"
- "别抱怨了。"
- "我背痛都能坚持一周锻炼四次，你有什么做不到的？"

改善沟通的一般性建议

- 倾听那些暗含哀伤、抗拒或扭曲思维的短语。回到本章开头，你会听到"我不能""我应该"和"过去的我"的例子。
- 作为临床医生，不要用这些短语来触发自己的沮丧，而是将它们作为与患者展开潜在的重要讨论的线索。
- 在患者受伤、确诊、接受重大手术或放假期间，监测症状是否增加可能特别有帮助。哀伤似乎倾向于记住这些重要节点。
- 如果你注意到患者有深刻或复杂的哀伤，考虑转介给当地的治疗师。

- 当你遇到患者的阻抗时，在做出反应之前先检查一下自己的情绪。如第 2 章所述，"应对阻抗"是动机式访谈的关键原则之一。与其同患者的阻抗做斗争，不如顺从它。避免直接的正面争论，表明你已经听到了患者的倾诉，并鼓励患者提出可能的解决方案或替代行为，而不是把你的建议强加给他们。

建议使用的短语

开启对话："你觉得因为慢性疼痛，你已经失去了与朋友交往的能力。你认为自己还失去了什么？"

准备好听到常见的有形的丧失（如财务稳定、精力、从事爱好的能力）、特质的丧失（如自尊、自信、成为一个可靠的人的能力）和未来计划的丧失。

构建哀伤结构："听起来，自从疼痛进入你的生活以来，你对这些变化一直感到哀伤。"

不要羞于把患者的评价放在哀伤的背景下，这有助于使他们的经历正常化，并为情绪疗愈提供一个框架。

表达共情："很遗憾你经历了这些。"

拿不准时，一个简单的共情式表达可以建立良好的医患关系。

询问患者的支持系统："在你的生活中，你有可以倾诉的人吗？"

你可以询问他们是否有朋友、家人、宗教团体的支持，或者他们是否已经参加了支持型团体。

根据症状的严重程度，你可以向他们推荐在线疼痛支持社团，如美国慢性疼痛协会（American Chronic Pain Association），或者将患者转介给当地的治疗师。

使与疼痛相关的哀伤正常化："与疼痛相关的哀伤是许多人都会经历的一个过程。你可能听说过哀伤的几个阶段，这是一个走向接纳的情绪过程。我们知道这个过程对不同的人来说需要的时间长短不一样，这没有对错。但是我希望你现在能找到自己的方法，不要太关注过去，也不要太关注未来，因为我们无法预测未来。此时此刻，利用你的能力、技能和一些有限的资源，你认为你能把注意力转移到你现在能做的事情上吗？"

澄清对疼痛的接纳："你听到我用了'接纳疼痛'这个词，我知道这对患者来说有时会有负面的含义（你可以询问'接纳'对他们来说意味着什么）。我想让你知道，'接纳'并不意味着'放弃'，或者'你永远不会感觉好起来'。"

- "接纳痛苦意味着你愿意体验每时每刻的感觉。你不需要喜欢这些感觉，但不能假装它们不存在。所以，我们可以承认这些感觉的存在，不用给它们贴上好、坏、痛苦或可怕等标签。"

- "接纳的另一个好处是，不管我们的身体状况如何，它让我们真正确定了自己的价值观，并开始按照这些价值观生活。"

为基于价值观的行动播下种子："你能确定你生活中想要努力的方向吗（包括工作、家庭、养育子女、精神生活、社区生活、个人成长、休闲活动、教育和恋爱关系等）？"

"好，你在这个领域的潜在价值是什么？例如，你提到你喜欢为家人打扫房屋，但是你因为疼痛而不能像以前一样。你认为保持家的整洁是你生命中有价值的一部分吗？"

发展差异：这是动机式访谈的另一个关键原则。一旦你向他们反映保持家的整洁是一种价值观，你就可以温和地指出，他们的沉默和退缩行为与他们所珍视的目标不一致。你可以向他们表明，你意识到他们担心打扫过度会加剧疼痛，并询问他们完全避免这项活动如何能符合他们为家庭提供一个平静、整洁的环境的目标。

"我们知道，当我们的行为方式与我们的价值观一致时，我们会更有动力，整体感觉更好。为了实现'为家人保持家的整洁'这一价值观，你可以设定哪些具体的目标？"

建议：在办公室贴一张关于 SMART 目标的提示性海报（如图 4.1 所示）。

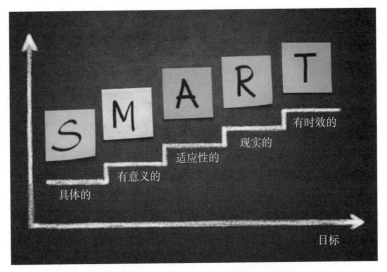

图 4.1　关于 SMART 目标的提示性海报

挑战阻碍活动的消极思维:

● "所以，你觉得你的疼痛完全阻止了你享受园艺的爱好。
听起来，你的大脑正在设置一种非此即彼或"全或无"
的情况：你要么必须像以前一样保持你的爱好，要么放
弃这些爱好。在这些极端的黑与白之间有'灰色地带'
吗？你能否提出一些折中方案，让你仍然可以做一些园
艺活，要么以不同的方式（修正），要么在一周或一季
度中定期做园艺活（调适）？"

● "你觉得你应该能够打扫房间、遛狗、工作一整天、为
孩子做饭，以及成为完美的妻子和母亲。好吧，听起来
你应该做的事太多了！这些都是你对自己设置的高期

望，花些时间倾听你内心的声音会有所帮助。如果你选择一些你真正想做的事情，然后专注在这些事情上会怎么样呢？请善待自己，每当你发现自己在说那些'应该'时，尝试质疑这些想法。"

- "我听到你说'因为我的疼痛，我不能开四个小时的车去海滩'。有时，我们说'我不行'的真正意思是'我不愿意开车，因为之后我可能会体验到更多的疼痛'。你需要做些什么？你能做些什么来完成这四个小时的车程？请完成这个句子——我可以开车，如果……"

参考文献

1. Furnes B, Dysvik E. Dealing with grief related to loss by death and chronic pain: an integrated theoretical framework. Part 1. *Patient Prefer Adherence* 2010;4:135–140.

2. Furnes B, Dysvik E. Dealing with grief related to loss by death and chronic pain: an integrated theoretical framework. Part 2. *Patient Prefer Adherence* 2010;4:163–170.

3. Gatchel RJ, Adams L, Polatin PB, Kishino ND. Secondary loss and pain-associated disability: theoretical overview and treatment implications. *J Occup Rehabil* 2002;12(2):99–110.

4. Walker J, Sofaer B, Holloway I. The experience of chronic back pain: accounts of loss in those seeking help from pain clinics. *Eur J Pain* 2006;10(3):199–207.

5. Parkes CM. *Bereavement: Studies of Grief in Adult Life.* London: Penguin, 1986.

6. Hart J. Moving through loss: addressing grief in our patients. *Altern Complement Ther* 2012;18(3):145–147.

7. Doka KJ. Disenfranchised grief in historical and cultural perspective In Stroebe MS, Hansson RO, Schut H, Stroebe W (eds.), *Handbook of Bereavement Research and Practice: Advances in Theory and Intervention.* Washington, DC: American Psychological Society, 2008:223–240.

8. Bruce EJ, Schultz CL. *Nonfinite Loss and Grief: A Psychoeducational Approach.* Baltimore: Paul H. Brookes Publishing, 2001.

9. Boss P, Couden B. Ambiguous loss from chronic physical illness: clinical interventions with individuals, couples, and families. *Psychotherapy in Practice* 2002;58(11):1351–1360.

10. Holland JM, Graves S, Klingspon KL, Rozalski V. Prolonged grief symptoms related to loss of physical functioning: examining unique associates with medical service utilization. *Disabil Rehabil* 2016;38(3):205–210.

11. Kübler-Ross E, Kessler D. On Grief and Grieving: *Finding the Meaning of Grief Through the Five Stages of Loss.* New York: Scribner, 2014.

12. American Psychiatric Association. *Diagnostic and Statistical Manual of Mental Disorders: Diagnostic and Statistical Manual of Mental Disorders.* 5th ed. Arlington, VA: American Psychiatric Association, 2013.

13. Risdon A, Eccelston C, Crombez G, McCracken L. How can we learn to live with pain? A Q-methodological analysis of the diverse understandings of acceptance of chronic pain. *Social Sci Med* 2003;56(2):375–386.

14. McCracken LM, Vowles KE. Acceptance of chronic pain. *Curr Pain Headache Rep* 2006;10(2):90–94.

15. Soler AF, Montesinos F, Gutierrez-Martinez O, Scott, W, McCracken LM, Luciano JV. Current status of acceptance and commitment therapy for chronic pain: a narrative review. *J Pain Res* 2018;11:2145–2159.

16. Hughes LS, Clark J, Colclough JA, Dale E, McMillan D. Acceptance and commitment therapy (ACT) for chronic pain: a systematic review and meta-analyses. *Clin J Pain* 2017;33(6):552–568.

17. Dahl JC, Wilson KG, Luciano C, Hayes SC. *Acceptance and Commitment Therapy for Chronic Pain*. Reno, NV: Context Press, 2005.

18. Kindermans HPJ, Roelofs J, Goossens MEJB, Uijnen IPJ, Verbunt JA, Vlaeyen JWS. Activity patterns in chronic pain: underlying dimensions and associations with disability and depressed mood. *J Pain* 2011;12:1049–1058.

19. McCracken LM, Samuel VM. The role of avoidance, pacing, and other activity patterns in chronic pain. *Pain* 2007;130:119–125.

20. Gill JR, Brown CA. A structured review of the evidence for pacing as a chronic pain intervention. *Pain* 2009;3:214–216.

21. Harris R. *ACT Made Simple*. Oakland, CA: New Harbinger Publications, Inc., 2009.

22. McCracken LM. Committed action: an application of the psychological flexibility model to activity patterns in chronic pain. *J Pain* 2013;14(8):828–835.

拓展阅读

接纳承诺疗法

Harris R. *ACT Made Simple*. Oakland, CA: New Harbinger Publications, Inc., 2009.

在线支持团体推荐

美国慢性疼痛协会（ACPA）：这个非营利组织为慢性疼痛患者提供了一个与他们所在地区的支持团体建立联系或自己成立支持团体的机会。在 ACPA 的网站上，你可以找到关于接纳疼痛的教育板块。

第 5 章

那些祈求你帮助他们
缓解疼痛的患者

利安娜·R.西安弗里尼

案例：那些祈求你帮助他们缓解疼痛的患者

你从事助人职业的动机是什么？你的个人或家庭健康经历是否塑造了你的职业目标？不管你多年来的训练和投入的始因是什么，现在你正处于一个权威和被信任的位置。当你听到患者绝望地恳求"医生，你必须治好我"时，你的本能反应是什么？你有信心"治好"慢性疼痛疾病吗？你的内心是否感到一阵刺痛："不，这不全在于我，哥们儿，治疗是医患双方的事。"在促进患者自我管理的同时，你又在一些关键的医疗决策中占据主导地位，这样是否令你感到满意？这是第4章讨论的延续——如何与那些感到无力进行自我健康管理，又将大部分健康责任转移到临床医生身上的患者合作。

挑战：如何设定切合实际的期望并转变为团队合作

作为临床医生，我们与患者谈论他们医疗保健的方式极大地影响着他们转向更健康行为的动机。能够巧妙地融合倾听、告知和引导的沟通技巧对促进行为改变至关重要。第一步是了解患者对治疗结局的期望，以及他们在长期的疼痛管理中的角色。

请参考以下关于期望的名言。

"期望是所有心痛的根源。"

——威廉·莎士比亚（William Shakespeare）

"期望是有预谋的怨恨。"

——匿名戒酒会（Alcoholics Anonymous）

"降低期望是获取幸福的秘诀。"

——巴里·施瓦茨（Barry Schwartz）

这听起来很可怕，不是吗？这些名言暗示我们应该简单地度过一生，不要期待未来，或者采取一种悲观的"做最坏的打算，抱最好的希望"的态度。问题在于，这不是人类的行为方式。患者的期望可以表达为如下几个方面。

1. **理想**：价值观、希望和欲望，或者与患者对潜在的医疗服务的看法相关的最优结果。例如，"我希望硬膜外阻滞能彻底解决我的颈部疼痛"。

2. **规范性的期望**：应该发生的事情，源于患者被告知的、被引导相信的或认为自己有权从卫生服务中得到的。例如，"我的医生跟我说，硬膜外阻滞会让我在几个月内减轻 60% 的疼痛"。

3. **预测的期望**：基于个人、他人报告的经验和其他知识来源（如媒体）而获得的关于治疗的可能结局的信念。例如，"我认为硬膜外阻滞不起作用，它对我妈妈和表妹一点儿帮助都没有"。[1,2]

在医疗保健文献中，我们知道患者的期望被视为结果满意度的主要决定因素。例如，预期结果与实际结果之间的差异预测了较低的腰椎手术和全膝关节置换手术的结果满意度。[3,4]期望已被证明是跨学科疼痛管理项目[5]，是针灸治疗慢性疼痛[6]和阿片类药物镇痛[7]效果的最强预测因素。有趣的是，积极期望的效果与内源性疼痛调节系统的活动有关。[7-9]

最近的一项功能磁共振成像研究强调了期望的重要性，该研究考察了自我强化的疼痛预期，或者所谓的"自证预言"（指对他人的期望会影响对方的行为，使对方按照期望行事）[10]。基本上，参与者在热任务试验中根据提示线索预期的疼痛越多，其大脑在疼痛处理区域（如前扣带皮层、脑岛和丘脑）的反应就越强烈。大脑的反应越强烈，患者在随后的试验中预期的疼痛就越严重。此外，研究人员还观察到学习中的确认偏误，即如果证据不能证实患者的预期，那么他们在随后的试验中就不会从证据中学习（也就是说，即使之前的刺激没有最初预期的那么强烈，他们也会继续预测高度疼痛）。这一现象对临床治疗具有重要意义。一位有消极期望的患者（例如，"这种药没用""我的疼痛对物理治疗没有反应"）正在进行一场艰苦的战斗：这种消极期望不仅会增加患者感知到的疼痛，还可能阻止患者注意到自己实际上正在好转。

确定并满足患者的期望会使患者对照护更满意[11]，从而增加其依从性，反过来又可以促进更好的疼痛管理结局[12,13]。在治疗关系早期设定患者的期望值，能成为这种良性循环的催化剂，这对临床医生来说是一个难得的机会。关于缓解疼痛的积极预期（"安慰剂效应"）和持续或恶化的疼痛预期（"反安慰剂效应"）的神经生物学基础有一些精彩讨论，读者可以参考达纳尔（Darnall）和科罗可（Colloca）在 2018 年发表的文章[14]，两位作者还提供了如何在临床照护中优化这些效果的策略。

患者并不总是主动表达他们的期望，特别是对转诊或物理治疗的期望[15]。患者的期望可能与临床医生的期望有很大不同[16]；不能澄清患者的期望仍然是临床照护的一大盲点。在一项国际调查中，尽管大约 89% 的临床医生认为询问患者的期望很重要，但只有 16% 的医生报告他们真的询问了患者的期望[17]。在一项定性研究中，研究人员发现，患有慢性疼痛的患者大多希望理解并解释他们的疼痛（即通过确认生物学病因使疼痛"合理化"），并在日常的生活和行动中重新获得正常状态的感觉。有些患者渴望被治愈，有些患者则更容易接受并且希望得到合理的长期疼痛管理。

显然，当患者执着于治愈，并把需求压到你身上时，这更具挑战性。在这些情况下，早期的临床目标是使患者的期望与实际可实现的目标达成一致，并将控制的天平从疼痛（或从医生）转移到忍受疼痛的人（患者）身上。

临床医生情境：请勿急于做出不切实际的承诺或说服患者采取特定的行动

在动机式访谈的实践中有四个指导原则：抵制、理解、倾听和赋予权力。第一个原则是抵制"自动复原反射"。尽管希波克拉底誓言中就有治愈和预防伤害的指示，但我们的第一反应是通过劝说来纠正患者的行为（"不，不要那样做；这样做！"），实际上这会产生矛盾的效果。如果你养育过一个十几岁的孩子，你就会明白这一点。在社会心理学领域，这种对他人的社会影响的抵制被定义为"阻抗"[19]——在失去自由或自由受到威胁后重新获得自由的动机。你很难克制住给患者提供家长式建议的冲动，尤其是当患者把决定权交到你手上的时候。

阻抗理论与习得性无助的概念形成反差，习得性无助是一种被动地忍受威胁或从中退出的状态[20]（见第 8 章）。相反，具有阻抗反应的个体有做某事的强烈冲动，但大多是想改变对他们自由的威胁。举个例子，你建议一位接受脊柱融合术的患者戒烟。那些感到无助的患者可能不会戒烟，因为他们觉得自己无力做出改变，认为自身力量或意志力薄弱，并确信自己不会成功。一位有阻抗的患者可能会觉得自己有能力戒烟，然而这时改变对他自由的威胁的愿望会更强烈（例如，你要求戒烟的命令挑战了他选择吸烟的自由）。本书的一位作者（利安娜·R. 西安弗里尼）清楚地记得，一位患者在听到减少咖啡因摄入量（从每天四升健怡可乐开始）以帮助她入睡的建议时泪流满面。当被问及她的情绪反应时，她说："疼痛已经夺走了我太多东西，我再也不想失去任何东西了！"尽管她意识到这是一种不健康的行为，但当她感到喝健怡可乐的自由受到威胁时，她的反应非常强烈。

这些阻抗行为在面对强有力的说服性信息时变得尤其强烈。像"应该""必须"和"需要"这样的术语被认为比"考虑""可以""能"和"也许"这样的非控制性语言更具威胁性，会引起患者更多的阻抗 [21,22]。此外，被描述为"丧失"的信息（例如，"如果不运动，你会失去行动能力"）被认为比被描述为"获得"的信息（例如，"如果你找到一种运动的方法，你就可以获得行动能力和更好的生活质量"）更具威胁性，并且与患者更多的愤怒联系在一起 [23]。

在"共享医疗决策"模式中，医患双方的协作过程整合了患者的偏好和期望，以及医患双方的共同决策。例如，患者可能强烈地表示希望避免手术或反胃的副作用。在这个框架内，患者和临床医生将共同确定并选择最符合患者偏好的治疗方案。值得注意的是，一些患者可能不希望与他们的临床医生建立这种关系。年轻的患者、女性患者和受过良好教育的患者更有可能让他们的临床医生参与共同医疗决策 [24]。我们还需要注意使用这种模式的潜在偏见：有证据表明，临床医生不太可能与社会经济地位较低或来自少数民族的患者合作 [25,26]。关于慢性疼痛管理中共享医疗决策的高质量文献综述，读者可以直接阅读弗朗西弗（Frantsve）和克恩斯（Kerns）于 2007 年撰写的文章 [27]。

所以，与其粗暴地使用说服的力量，找出患者的期望从何而来是一个更好的开始。然后，你可以与患者共情，通过肯定他们的优势来激发他们参与自我保健的主动性，并鼓励他们采取措施以做出改变。如果患者希望共享治疗过程，你可以通过协作的方式做出治疗决策来改善治疗结局并提高患者的满意度。

患者情境：面对疼痛，我感到无助或缺乏信心，我需要我信任的医生给予指导

健康相关控制点

驱使患者要求你主导治疗方式的一个因素，可能与患者对"谁对他们的健康或疾病负有最终责任"的一般认识有关。健康相关控制点（Health-related locus of control，HLOC）是一个术语，指个体对控制其健康的因素的感知[28]。

"点"指的是控制所停留的位置——内部或外部。控制点是一种源于罗特的社会学习理论的个体差异观念[29]。HLOC的主要测量方法——多维健康控制点问卷（Multidimensional Health Locus of Control）[30]，涵盖三个子量表，共描述以下信念：（1）归因于机会或运气的外部控制点；（2）归因于"强大的他人"（如医护人员）的外部控制点；（3）内部控制点。内部HLOC是指一个人倾向于相信健康结果主要归因于个人行为、意志力或持续的努力。该问卷已被用来预测或解释各种健康条件下的健康行为。表5.1列出了常见的健康相关控制点研究。

表 5.1　常见的健康相关控制点研究

高内部的健康相关控制点	高强大他人的健康相关控制点	高机会的健康相关控制点
更有可能寻求与健康相关的信息 [28]	更加信任医护人员 [37]	更被动和适应不良的应对方式 [39,40]
接受肺移植手术后生存率更高 [31]	与敌意和被动应对有关 [38]	吸烟的可能性更高，对健康饮食的关注更少 [35]
接受冠状动脉搭桥手术后更有可能重返工作岗位 [32]	—	评估控制疼痛的能力差 [40]
更有可能采取预防性健康行为（如牙科保健、戒烟、减肥、注射流感疫苗、使用安全带、锻炼）[33,34]	—	在抑郁量表和一般心理困扰问卷中得分更高 [40,41]
愿意使用智能手机上的健康App 和在线健康追踪器 [35]	—	—
慢性疼痛的多学科住院治疗方案中疼痛减轻的预测因子 [36]	—	—

与计划行为理论一致 [42]，个体对控制自己健康的能力的信念和参与改善健康的行为的意愿有关。HLOC 可能是影响医疗干预是否成功的一个因素，因为它反映了个体参与治疗的内在动机（由个人兴趣和满意度控制）或外在动机（由依从性、奖励和惩罚控制）[43]。我们知道，对决定患者行为的所有因素（人格、认知、社会和心理因素等）进行全面考虑负荷过重，因此你不可能测量或询问每位患者的个人控制点、无助程度、潜在阻抗、期望和动机来源。然而，在你做出反应之前，能够简单地意识到患者要求你治疗他们疼痛的诸多复杂和动态的原

因对治疗很有帮助。

疼痛自我效能感

自我效能感是目前研究最多的与 HLOC 相关的概念。自我效能感最初被定义为"相信自己有能力组织和执行所需要的行动，以实现特定的成就"[44]。这个概念在第 2 章中有更深入的解释。探索自我效能感在慢性疼痛情境中所发挥作用的研究表明，自我效能感与个体相信自己有能力控制或管理疼痛症状、疲劳和功能变化有关[45]。在疼痛情境下，自我效能感的主要测量方法是被广泛使用的疼痛自我效能感问卷（Pain Self-Efficacy Questionnaire，PSEQ）[46]。还有一个相当简略的两条目 PSEQ[47]，它测量患者对自己做某种家务或有偿 / 无偿工作的能力的信心，以及尽管疼痛但仍能过上正常生活的能力的信心。在临床环境中，这个简短的工具可能更有用，分数 ≤ 5 表明患者可能需要帮助，以增强他们虽然感到疼痛但仍能完成日常活动的信心。在多项研究中，疼痛自我效能感与核心的慢性疼痛结局（如疼痛严重程度、情绪困扰、功能障碍）有很强的相关性（见元分析综述[48]）。因此，低疼痛自我效能感是一个重要的风险因素，而高疼痛自我效能感是一个保护因素。

好消息是，我们可以通过干预来改善疼痛自我效能感，即使是那些并非专门针对改善自我效能感的干预方法。例如，针对慢性疼痛的认知行为疗法和基于正念的减压干预可以提高自我效能感得分[49]，对患有膝关节和髋关节骨关节炎的患者[50]，以及患有慢性肌肉骨骼疼痛和抑郁障碍的患者进行教育和运动干预也能提升其自我效能感[51]。如第 2 章所述，临床医生可以通过以下几种方式帮助患者发展自我效能感：

1. 鼓励患者设定小的、可实现的、可衡量的目标，以帮助提升他们的个人掌控感；
2. 描述你与其他曾经成功地利用积极社会榜样力量的患者合作的经历；
3. 使用积极的说服性语言描述治疗的可选择项目；
4. 帮助患者处理他们的情绪，以重新解释其负面的期望或偏见。

沟通：教授"生活窍门"及促进"改变话术"的产生

疼痛的自我管理

除共同决策外，我们还可以通过患者的自我管理支持来实现以人为本的照护目标并提升其自我效能感。疼痛的自我管理被概念化为患者在持续疼痛的情况下，能维持健康所使用的一套任务和流程[52]。一些临床医生和患者将这套技巧视为个体与慢性疼痛共处的"生活窍门"。医学研究所将慢性疼痛的自我管理定义为坚持医学治疗，通过认知和行为策略管理个人、家庭和社会的角色和责任，以及管理与慢性疼痛相关的情绪[53]。

自我管理是一种被广泛接受的、非常有效的糖尿病照护方法。就复杂性和需要长期管理而不是简单地寻找"治愈方法"而言，糖尿病与慢性疼痛相似[54]。在各种慢性疼痛自我管理项目的随机对照试验中，常见的治疗方法包括心理训练、改变生活方式、疼痛教育、体育活动和身心治疗[55]。元分析综述表明，自我管理训练项目对慢性肌肉骨骼疾病和腰痛患者的疼痛和失能有一定的长期影响[55,56]。这类项目已被发展为一种经济有效的方式，以提升低收入和低文化水平的慢性疼痛初级保健患者的自我效能感[57]。

疼痛"工具箱"或"工具包"是一个简单实用的框架，当你面对一位感到"被困住"的患者时，可以在繁忙的工作中运用它们。你可以考虑在候诊室循环播放教育视频，或者定期举办研讨会来教授患者关于疼痛的神经通路和大脑在疼痛中的作用的知识。患者对一些外行术语，如门阀理论（Gate Control Theory）、下行调控（Descending Modulation）和"大脑中的药柜"（Drug Cabinet in The Brain）的教育反应非常好，同时神经可塑性也表明他们对如何感知疼痛和对疼痛做出反应有一定的掌控。这也是运用并推广社区资源和信息技术资源的好机会。例如，YouTube 上有一些关于这类话题的高质量短视频，你可以把它们链接到你的网站上[58,59]，为你的患者定好基调。

疼痛的自我管理工具包还包括分心的建议、耐受情绪反应和疼痛爆发的技巧。基础技巧、可视化、正念练习和觉察呼吸的宣传资料都是有用的工具。各种高质量的智能手机 App 可用于引导放松，第8章将对它们进行更深入的探讨。如果有机会，你可以引导患者避免使用强烈的疼痛语言和预测最坏情况。当然，工具包中也包括有形的方法。你可以鼓励患者创建一个物理位置（一个抽屉或盒子）来存放他们的加热垫、指压装置、局部镇痛药、物理治疗运动图、社会支持电话号码和芳香疗法精油等。关于健康饮食和睡眠卫生的教育也属于通过改变生活方式来进行疼痛自我管理的范畴。最后，对疼痛发作应对计划和如何应对挫折方面的指南也很受患者的欢迎。提供这些在临床环境中相对容易实施的疼痛照护实践方法，有助于临床医生和患者共同摆脱对阿片类药物治疗的依赖。贝丝·达纳尔（Beth Darnall）教授的《无阿片类药物止痛工具包》（*The Opioid-Free Pain Relief Kit*）是一本促进患者疼痛自我管理的好书[60]。

动机

> 动机是一团来自内心的火焰。如果他人试图点燃你内心的火焰，它很可能会燃烧得很短暂。
> ——史蒂芬·R. 柯维（Stephen R. Covey，1932—2012）

如第 2 章所述，动机式访谈是一种沟通策略，用于帮助患者利用自己内在动机的改变，转向采取积极的健康行为。动机式访谈与自我效能感的提升有关，对患者的依从性有一定的影响[61,62]。作为一套沟通工具——而不是一种花哨的技术——动机式访谈可以在患者每次就诊时与其他策略一起使用，以改善患者的预后。你可以使用开放式问题（即不能简单地用"是"或"否"来回答的问题）来引出患者的叙述性回应。加强你意识到的任何"改变话术"，帮助患者从简单地思考改变转变为准备改变和做出改变。

这种沟通方式源于普罗查斯卡（Prochaska）和狄克莱门特（DiClemente）对跨理论模型和改变阶段模型的研究[63]（该模型确定了一系列动机阶段）。如下方清单所示，这里有一些以患者的评论定义每个阶段的例子。

1. **前意向阶段**——"人们告诉我，我必须学会与疼痛共处，但我不想。""我很疼，这不公平。我为什么要改变我的生活方式？"

2. **意向阶段**——"我听说放松技巧可以帮助缓解疼痛，但我太紧张了，没有什么方法能对我起作用。""减肥和学习健身操可能会有所帮助，但这对现在的我来说太难了。"

3. **准备阶段**——"我已经准备好学习应对疼痛的新方法了。""医生，我想讨论一下我有什么可以尝试的选项。"

4. **行动阶段**——"我正在学习一些好的方法来避免疼痛妨碍我的爱好。""尽管我很疼，但是我现在可以投入生活了。"

5. **维持阶段**——"我一直在享受一些新的爱好，我发现尽管我很疼，但我也能做到。"

6. **复发阶段**——"我一直在努力适应我的新生活，但突然的剧烈疼痛让我回到了原点。为什么还要尝试呢？"

所以，你的患者会在这些阶段的某个时刻来就诊。你说的话会影响他们最终停在哪个阶段。一位期待被治愈的慢性疼痛患者很可能处于前意向阶段，甚至没有准备好考虑采用自我管理的方法来应对慢性疼痛。所以，请记住，当患者说"你需要解决我的疼痛问题"或"不管别人怎么说要我学会与疼痛共处，我都不应该这么做……总有办法解决，我的医生只需要找到它"时，他们被困在改变的更早阶段。不同的改变策略可能在连续阶段的不同点上是最有效的。图 5.1 提出了实用的策略。

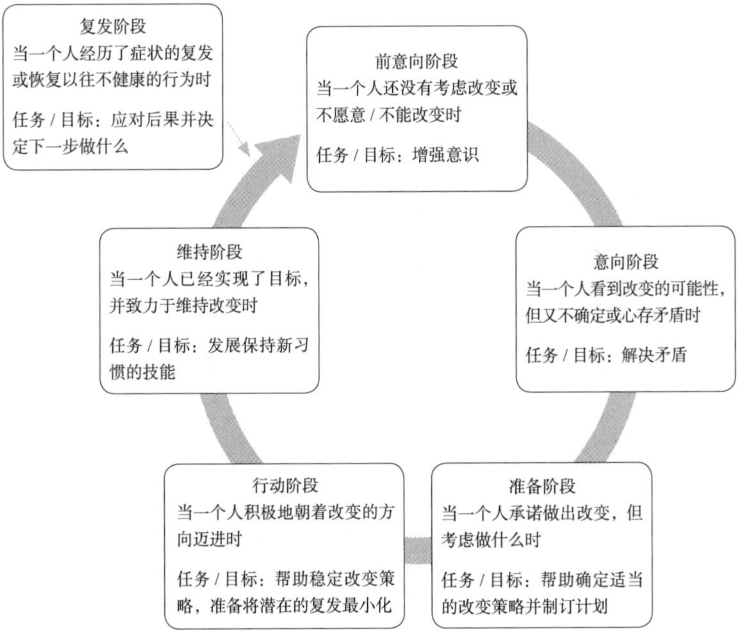

图 5.1　改变阶段及相关任务

一般性建议

- 不要急于说服他人，尤其避免使用"应该／必须"这类强迫性语言。抵制"专家陷阱"。

- 从设定会面的共享议程开始："史密斯太太，我想和你一起回顾一下你最近的血液检查结果，不过你今天想讨论什么呢？"这促进了共同决策。

- 通过使用"管理"而不是"治疗"的语言，让患者做好应对持续性疼痛的准备。

- 提一些开放式的问题来引出"改变话术"。

- 把建议说成"收获"（例如，"如果你减少吸烟，就可以改善组织供氧"）而不是"损失"（例如，"如果你不戒烟，手术后不会恢复得很好"）。

- 请求允许分享信息："我可以和你分享一些关于运动如何帮助缓解肌肉骨骼疼痛的信息吗？"患者基本上不会拒绝，这一小步对促进团队合作和尊重意识有很大帮助。如果他们拒绝听你的信息，这提示他们可能处于改变的阶段。

- 通过网站、等候室视频和宣传材料，为患者创造学习慢性疼痛自我管理策略的机会。

参考短语

如前所述，要使行为发生改变，患者必须感到改变是重要的，必须有动机，必须感到有能力（自我效能感）做出改变。请尝试一些"标尺问题"来衡量这些条件——只需要花一分钟，就能获得大量的信息。

- "如果从 0 分到 10 分，10 分代表极其重要。你认为能够重返工作岗位（或者管理疼痛、与孩子一起踢足球）对你来说有多重要？为什么你选了 ＿＿ 分而不是 0 分？怎样才能让你从 ＿＿ 分上升到更高的分数？"
- "你对自己能做出这种改变有多大信心？从 0 分到 10 分，10 分代表非常有信心。"你也可以询问患者对治疗结局的渴望和对承诺行动的"标尺问题"。

强调个人选择。可以陈述显而易见的事情，但这把最终患者如何遵从建议的决定权交给了患者，强调患者的选择有助于减少他们对感知到的威胁自由的阻抗。"看来你没有一个好的或容易的选择。我们必须等你长大一点再做膝关节置换术，所以现在在我们只能用药、打针、锻炼，或者什么都不做。归根结底，你做什么完全取决于你自己。"

试着帮助患者向前看。"如果事情继续这样下去会发生什么？""你希望明年这个时候你的生活是什么样子的？""如果治疗 100% 成功，你的生活会有什么不同？"

使用唤起性的问题来鼓励患者说话，并使用改变话术策略："再告诉我一次你想控制头疼的原因。"

引导他们进行决策平衡练习："保持使用阿片类药物的利弊是什么？尝试减少阿片类药物使用的新方法的利弊是什么？"

询问患者对你提供给他们的新信息有何反应："你对此有何反应？"

当你听到"改变话术"的时候，利用它。"那么，你已经有了去健身房锻炼的想法。你现在想做什么？""既然你已经有了为什么要开始锻炼以提高核心脊柱力量的所有信息，那么你现在要做什么？"

尝试"问－答－问"的方法。

- 询问患者对疼痛已知或欲知的情况："史密斯太太，您对椎间盘退行性疾病如何导致疼痛有多少了解？"

- 告诉患者他们需要知道的。提示：请求允许与患者分享信息，有助于培养他们的掌控感。"我可以从医学角度和大家分享一下我对椎间盘退行性疾病的理解吗？它不是一个致命的过程，也不意味着你的脊柱正在粉碎。椎间盘干燥会使脊柱吸收冲击的能力减弱，导致神经自由传递信息的空间减少。"

- 询问患者是否了解病情："你能用自己的话再重复一遍吗？"这种"闭合循环"可以帮助患者参与对话，并给你纠正误解的机会。

参考文献

1. Thompson AG, Sunol R. Expectations as determinants of patient satisfaction: concepts, theory and evidence. *Int J Qual Health Care* 1995;7:127–141.

2. Kravitz RL. Patients' expectations for medical care: an expanded formulation based on review of the literature. *Med Care Res Rev* 1996;53:3–27.

3. Witiw CD, Mansouri A, Mathieu F, Nassiri F, Badhiwala JH, Fessler RG. Exploring the expectation-actuality discrepancy: a systematic review of the impact of preoperative expectations on satisfaction and patient reported outcomes in spinal surgery. *Neurosurg Rev* 2018;41(1):19–30.

4. Noble PC, Conditt MA, Cook KF, Mathis KB. The John Insall Award: Patient expectations affect satisfaction with total knee arthroplasty. *Clin Orthop Relat Res* 2006;452:35–43.

5. Cormier S, Lavigne G, Choiniere M, Rainville P. Expectations predict chronic pain treatment outcomes. *Pain* 2016;157(2):329–338.

6. Linde K, Witt CM, Streng A, Weidenhammer W, Wagenpfeil S, Brinkhaus B, Willich SN, Melchart D. The impact of patient expectations on outcomes in four randomized controlled trials of acupuncture in patients with chronic pain. *Pain* 2007;128:264–271.

7. Bingel U, Wanigasekera V, Wiech K, Mhuircheartaigh R, Lee MC, Ploner M, Tracey I. The effect of treatment expectation on drug efficacy: imaging the analgesic benefit of the opioid remifentanil. *Sci Transl Med* 2011;3(70):70ra14.

8. Eippert F, Bingel U, Schoell ED, Yacubian J, Klinger R, Lorenz J, Büchel C. Activation of the opioidergic descending pain control system underlies placebo analgesia. *Neuron* 2009;63(4):533–543.

9. Pecina M, Zubieta JK. Expectancy modulation of opioid neurotransmission. *Int Rev Neurobiol* 2018;138:17–37.

10. Jepma M, Koban L, van Doorn J, Jones M, Wager TD. Behavioural and neural evidence for self-reinforcing expectancy effects on pain. *Nature Human Behaviour* 2018;2:838–855.

11. Barbosa CD, Balp MM, Kulich K, Germain N, Rofail D. A literature review to explore the link between treatment satisfaction and adherence, compliance, and persistence. *Patient Prefer Adherence* 2012;6:39–48.

12. Albrecht G, Hoogstraten J. Satisfaction as a determinant of compliance. *Community Dent Oral Epidemiol* 1998;26:139–146.

13. Haanstra TM, Kamper SJ, Williams CM, Spriensma AS, Lin CW, Maher CG, de Vet HCW, Ostelo RWJG. Does adherence to treatment mediate the relationship between patients' treatment outcome expectancies and the outcomes of pain intensity and recovery from acute low back pain? *Pain* 2015;156:1530–1536.

14. Darnall BD, Colloca L. Optimizing placebo and minimizing nocebo to reduce pain, catastrophizing, and opioid use: a review of the science and an evidence-informed clinical toolkit. *Int Rev Neurobiol* 2018;139:129–157.

15. Bell RA, Kravitz RL, Thom D, Krupat E, Azari R. Unsaid but not forgotten: patients' unvoiced desires in office visits. *Arch Intern Med* 2001;161(16):1977–1984.

16. Heisler M, Vijan S, Anderson RM, Ubel PA, Bernstein SJ, Hofer TP. When do patients and their physicians agree on diabetes treatment goals and strategies, and what difference does it make? *J Gen Intern Med* 2003;18(11):893–902.

17. Rozenblum R, Lisby M, Hockey PM, Levitizion-Korach O, Salzberg CA, Lipsitz S, Bates DW. Uncovering the blind spot of patient

satisfaction: an international survey. *BMJ Qual Saf* 2011;20(11):959–965.

18. Bhana N, Thompson L, Alchin J, Thompson B. Patient expectations for chronic pain management. *J Prim Health Care* 2015;7(2):130–136.

19. Brehm JW. *A Theory of Psychological Reactance*. New York: Academic Press, 1966.

20. Seligman MEP. Helplessness: On Depression, Development and Death. San Francisco: Freeman, 1975.

21. Miller CH, Lane LT, Deatrick LM, Young AM, Potts KA. Psychological reactance and promotional health messages: the effects of controlling language, lexical concreteness, and the restoration of freedom. *Human Communication Research* 2007;33:219–240.

22. Quick BL, Stephenson MT. Examining the role of trait reactance and sensation seeking on perceived threat, state reactance, and reactance restoration. *Human Communication Research* 2008;34:448–476.

23. Cho H, Sands L. Gain- and loss-frame sun safety messages and psychological reactance of adolescents. *Communication Research Reports* 2011;28:308–317.

24. Ende J, Kazis L, Ash A, Moskowitz MA. Measuring patients' desire for autonomy. *J Gen Intern Med* 1989;4:23–30.

25. Willems S, De Maesschalck S, Deveugele M, Derese A, De Maeseneer J. Socioeconomic status of the patient and doctor–patient communication: does it make a difference? *Patient Edu Couns* 2005;56:139–146.

26. Ferguson WJ, Candib LM. Culture, language, and the doctor–patient relationship. *Fam Med* 2000;34:353–361.

27. Frantsve LME, Kerns RD. Patient-provider interactions in the management of chronic pain: current findings within the context of shared medical decision making. *Pain Med* 2007;8(1):25–35.

28. Wallston KA, Maides S, Wallston BS. Health-related information seeking as a function of health-related locus of control and health value. *J Res Pers* 1976;10:215–222.

29. Rotter JB. Generalized expectancies for internal versus external control of reinforcement. *Psychol Monogr* 1966;80:1.

30. Wallston KA, Wallston BS, DeVellis R. Development of the Multidimensional Health Locus of Control (MHLC) Scales. *Health Educ Monogr* 1978;6(2):160–170.

31. Burker EJ, Evon DM, Galanko J, Egan T. Health locus of control predicts survival after lung transplant. *J Health Psychol* 2005;10(5):695–704.

32. Bergvik S, Sorlie T, Wynn R. Coronary patients who returned to work had stronger internal locus of control beliefs than those who did not return to work. *Br J Health Psychol* 2012;17(3): 596–608.

33. Wallston BS, Wallston KA. Locus of control and health: a review of the literature. *Health Educ Monogr* 1978;6:107–117.

34. Helmer SM, Kramer A, Mikolajczyk RT. Health-related locus of control and health behaviour among university students in North Rhine Westphalia, Germany. *BMC Research Notes* 2012;5:703.

35. Bennett BL, Goldstein CM, Gathright EC, Hughes JW, Latner JD. Internal health locus of control predicts willingness to track health behaviors online and with smartphone applications. *Psychol Health Med* 2017;22(10):1224–1229.

36. Zuercher-Huerlimann E, Steward JA, Egloff N, von Kanel R, Studer M, Grosse Holtforth M. Internal health locus of control as a predictor of pain reduction in multidisciplinary inpatient treatment for chronic pain: a retrospective study. *J Pain Res* 2019;12:2095–2099.

37. Brincks AM, Feaster DJ, Burns MJ, Mitrani VB. The influence of health locus of control on the patient-provider relationship. *Psychol*

Health Med 2010;15(6):720–728.

38. Brosschot JF, Gebhardt WA, Godaert GLR. Internal, powerful others, and chance locus of control: relationships with personality, coping, stress, and health. *Person Individ Diff* 1994;16(6):839–852.

39. Sørlie T, Sexton HC. Predictors of the process of coping in surgical patients. *Personality and Individual Differences* 2001;30(6):947–960.

40. Crisson JE, Keefe FJ. The relationship of locus of control to pain coping strategies and psychological distress in chronic pain patients. *Pain* 1988;35(2):147–154.

41. Wong HJ, Anitscu M. The role of health locus of control in evaluating depression and other comorbidities in patients with chronic pain conditions, a cross-sectional study. *Pain Pract* 2017;17(1):52–61.

42. Azjen I. The theory of planned behavior. *Organ Behav Hum Decis Process* 1991;50(2):179–211.

43. Ryan RM, Deci EL. Self-determination theory and the facilitation of intrinsic motivation, social development, and well-being. *Am Psychol* 2000;55:68–78.

44. Bandura A. Self-efficacy. In Ramachaudran VS (Ed.), *Encyclopedia of Human Behavior* (Vol. 4). New York: Academic Press, 1994:71–81.

45. Lorig K, Chastain RL, Ung E, Shoor S, Holman HR. Development and validation of a scale to measure perceived self-efficacy in people with arthritis. *Arthritis Rheum* 1989;32(1):37–44.

46. Nicholas MK. The pain self-efficacy questionnaire: taking pain into account. *Eur J Pain* 2007;11(2):153–163.

47. Nicholas MK. A 2-item short form of the pain self-efficacy questionnaire: development and psychometric evaluation of the PSEQ-2. *J Pain* 2015;16(2):153–163.

48. Jackson T, Wang Y, Wang Y, Fan H. Self-efficacy and chronic pain

outcomes: a meta-analytic review. *J Pain* 2014;15(8):800–814.

49. Turner JA, Anderson ML, Balderson BH, Cook AJ, Sherman KJ, Cherkin DC. Mindfulness-based stress reduction and cognitive behavioural therapy for chronic low back pain: similar effects on mindfulness, catastrophizing, self-efficacy and acceptance in a randomized controlled trial. *Pain* 2016;157(11):2434–2444.

50. Jonsson T, Hansson EE, Thorstensson CA, Eek F, Bergman P, Dahlberg LE. The effect of education and supervised exercise on physical activity, pain, quality of life, and self-efficacy—an intervention study with a reference group. *BMC Musculoskeletal Disord* 2018;19(1):19.

51. Damush TM, Kroenke K, Bair MJ, Wu J, Tu W, Krebs EE, Poleshuck E. Pain self-management training increases self-efficacy, self-management behaviours and pain and depression outcomes. *Eur J Pain* 2016;20(7):1070–1078.

52. Lorig KR, Holman H. Self-management education: history, definition, outcomes, and mechanisms. *Ann Behav Med* 2003;26(1):1–7.

53. IOM (US) Committee on Advancing Pain Research Care, and Education. *Relieving Pain in America: A Blueprint for Transforming Prevention, Care, Education, and Research*. Washington, DC: National Academy of Sciences, 2011.

54. Beck J, Greenwood DA, Blanton L, Bollinger ST, Butcher MK, Condon JE, Cypress M, Faulkner P, Fischl AH, Francis T, Kolb LE, Lavin-Tompkin JM, MacLeod J, Maryniuk M, Mensing M, Orzeck EA, Pope DD, Pulizzi JL, Reed AA, Rhinehart AS, Siminerio L, Wang J. 2017 national standards for diabetes self-management education and support. *Diabetes Spectr* 2017;30(4):301–314.

55. Du S, Changrong Y, Xian X, Jing C, Yaoqin Q, Huijuan Q. Self-management programs for chronic musculoskeletal pain conditions: a systematic review and meta-analysis. *Patient Educ Couns*

2011;85(3):299–310.

56. Du S, Hu L, Dong J, Chen X, Jin S, Zhang H, Yin H. Self-management program for chronic low back pain: a systematic review and meta-analysis. *Patient Educ Couns* 2017;100(1):37–49.

57. Turner BJ, Liang Y, Simmonds MJ, Rodriguez N, Bobadilla R, Yin Z. Randomized trial of chronic pain self-management program in the community or clinic for low-income primary care patients. *J Gen Intern Med* 2018;33(5):668–677.

58. Davis K. How Does Your Brain Respond to Pain?

59. Butler D. The Drug Cabinet in the Brain.

60. Darnall B. *The Opioid-Free Pain Relief Kit.* Boulder, CO: Bull Publishing Company, 2016.

61. Chang YP, Compton P, Almeter P, Fox CH. The effect of motivational interviewing on prescription opioid adherence among older adults with chronic pain. *Perspect Psychiatr Care* 2015;51(3):211–219.

62. Vong SK, Cheing GL, Chan F, So EM, Chan CC. Motivational interviewing therapy in addition to physical therapy improves motivational factors and treatment outcomes in people with low back pain: a randomized controlled trial. *Arch Phys Med Rehabil* 2011;92:176–183.

63. DiClemente CC, Prochaska JO. Toward a comprehensive, transtheoretical model of change: stages of change and addictive behaviors. In Miller WR, Heather N (Eds.), *Applied Clinical Psychology: Treating Addictive Behaviors.* New York: Plenum Press, 1998:3–24.

拓展阅读

Doidge N. *The Brain That Changes Itself: Stories of Personal Triumph from the Frontiers of Brain Science.* New York: Viking, 2007.

Douaihy A, Kelly TM, Gold MA (Eds.). *Motivational Interviewing: A Guide for Medical Trainees.* New York: Oxford University Press, 2015.

Rollnick S, Miller WR, Butler CC. *Motivational Interviewing in Health Care: Helping Patients Change Behavior.* New York: Guilford, 2008.

第 6 章

关于阿片类药物使用的讨论

利安娜·R.西安弗里尼

案例：有异常用药行为的患者或在功能缺失时要求增加阿片类药物剂量的患者

请回顾以下每个患者情景，并评估你是否将其视为"红色信号""黄色信号"或在实践中可接受的行为。想想下面这些患者：

- 拒绝接受推荐的磁共振成像扫描以记录新的脊柱病理；

- 以费用、交通问题或"以前的物理治疗没有解决疼痛"为由，延迟参与推荐的物理治疗；

- 说"我已经疼痛20年了，我知道对我而言阿片类药物是唯一有效的止痛药"；

- 要求提前续药，因为他们要去度假，并且在预计开药那天无法赶到药房；

- 由于各种原因反复要求提前续药；

- 表明服用阿片类药物后他们的功能更差了；

- 反复服用超过规定剂量的药物；

- 未能提供所需的尿液药物筛查或药丸计数；

- 根据处方药监测项目（Prescription Drug Monitoring Program，PDMP）的数据库信息，在过去的一个月里，找三位不同的医生开了阿片类药物处方；

- 告知你，他不小心将剩余的30粒药片洒进水槽；

- 告诉你，"这种阿片类药物不起作用。因为疼痛，我什么都做不了。我需要更多药物"；

- 提到自从开始服用阿片类药物后，配偶担心他易怒；
- 承认两次给药之间的生理性戒断症状，或者说"我发誓阿片类药物一点用都没有……我继续吃它只是避免戒断"；
- 尿液药物筛查中没有阿片类处方药；
- 在服用阿片类处方药的情况下，酒精代谢产物检测呈阳性；
- 在服用阿片类处方药的情况下，非法药物检测呈阳性；
- 伪造或更改处方。

在对这些行为的允许/担忧中，你是如何决策的？你的反应是基于临床直觉还是经验？你有没有审查已知的药物滥用的流行病学风险因素？你是否了解阿片类物质使用障碍（Opioid Use Disorder，OUD）的诊断标准？

挑战：如何引导你的患者讨论阿片类药物

与患者讨论阿片类药物管理的压力非常大。最近的调查显示，美国有 1100 万人（或者说总人口的 3.4%）每天都在使用阿片类药物[1]，在临床上你很有可能遇到过这些挑战。对执业医生的调查显示，他们对阿片类药物处方感到担忧和焦虑，害怕患者缺乏关于阿片类药物的种类、剂量、副作用，以及对分化耐受或导致成瘾的知识[2,3]。这种"阿片类药物恐怖症"，如果你同意这么说，可能会成为充分、全面地治疗疼痛的一个潜在障碍[4]。

长期的阿片类药物治疗对非癌症性疼痛的作用并不十分明确。想想你个人的临床实践——你可能很容易就能想象出一位患者的形象，他表现良好，副作用反应很小，依从性良好，全职工作，在接受阿片类药物治疗期间重拾自己的爱好。你也可以很容易地识别出一位患者，他的生活质量因服用阿片类药物而下降，或者他服用药物的模式让你感到担忧。

在过去的30多年里，临床医生时常会从各方利益相关者那里获取紧急且常常相互冲突的关于长期使用阿片类药物的信息。法律和监管事件、临床观察的积累，以及阿片类药物使用/滥用数据的流行病学发展轨迹和媒体的报道，都促进了阿片类药物处方指南钟摆式的转变。在你的职业生涯中，你可能曾感受到一种压力，这种压力在很大程度上是由某些可疑的制药公司推动的，他们标榜长效阿片类药物的安全性和成瘾的有限性，并希望通过激进地治疗患者的疼痛来消除其痛苦。有关"阿片类药物流行"起源的一些深入分析请参阅本章末尾的拓展阅读部分。

也许你会注意到一些来自横断面研究的反驳，这些研究认为阿片类药物的使用与负面的生活质量相关，并质疑高剂量阿片类药物治疗方案的长期益处[5-8]。在某个时间点，你可能会读到全国性学术/科学疼痛或家庭实践组织的摘要和文章，认为疼痛应该被视为"第五生命体征"[9]，在被仔细筛选和监测的患者中，阿片类药物是进行疼痛管理的合理选择。的确如此，美国医学研究所（Institute of Medicine）[10] 2011 年的报告和美国国家医学委员会联合会（Federation of State Medical Boards）[11] 2017 年修订的示范政策都重申，如果其他一线非阿片类药物或非药物治疗方法不成功，那么阿片类药物可适用于某些非癌性慢性疼痛患者。

近年来，你可能对完全停止阿片类药物处方而不管它对患者是否有临床益处感到很有压力。和许多人一样，你可能会引用美国疾病控制与预防中心（Centers for Disease Control and Prevention，CDC）[12] 2016 年的指导方针作为改变开处方的理由。美国各州医疗和药房委员会、媒体、医院管理人员、州和地方政府、保险出资人和其他利益相关者都参与其中。你可能收到过药店或第三方付款人的恐吓信，暗示如果你没有把患者的吗啡毫克当量（Morphine milligram equivalence，MME）降低到某数值，你就会被列入"处方过量者名单"，或者被保险小组除名。

许多临床医生由于担心助长"阿片类药物流行"、担心因"过度处方"被起诉，以及担心保险出资人给出的后果而矫枉过正，开始迅速强制减量。美国疾病控制与预防中心的数据显示，每年开具的阿片类药物处方总数自 2006 年开始稳步增长，后从 2012 年的峰值（2.55 亿）降至 2018 年的 1.68 亿 [13]。除了在阿片类药物实践的 180 度大转弯中遭到鞭打之外，临床医生可能开始怀疑，他们到底在为谁服务——患者？出资人？流行病学专家？监管委员会？还是社区？一种常见的"越少越好"的误解是，认为全面减少阿片类药物是最佳选择，但我们需注意在减少阿片类药物处方的过程中可能会出现新的健康风险。当下我们面对的不一定是"风险－收益"分析，而是一种"风险－风险"的局面：权衡继续使用阿片类药物的风险与减少其处方的风险。看似"更容易"的途径是用一种"一刀切"的方法，即逐渐减少到某个 MME 日剂量目标。然而，更准确（也更困难）的挑战是如何与患者就阿片类药物的使用开展坦诚和共情的对话，以及如何在正确的时间用正确的方法让患者减量。

患者情境：疼痛被自动关注，但希望自己作为"疼痛背后的人"被关注

在临床医生没有接受药物减量培训的情况下，患者仍需要权衡使用阿片类药物的利弊。因此，患者倾向于在疼痛本身更直接的风险背景下解释药物的潜在风险。这在一些言论中很明显，例如，"我宁愿早点儿死，那样我就可以从现在的疼痛中解脱了"。一项调查研究表明，尽管体会到与阿片类药物相关的副作用，如便秘或嗜睡，但减少使用阿片类药物更明显地增加了疼痛的风险感知[14]。有或没有阿片类药物减量经历的患者都表达了这种偏向。

对使用阿片类药物患者自述的研究强调了类似的担忧，即"强制"减少剂量会导致疼痛加剧[15]。此外，当这样的减量不

是出于对患者的关心，而仅仅是为了迎合当局发布的指南（这些指南使患者必须"证明它的价值"）时，患者会感到不满[16]。站在他们的立场想一下：想象你每天的热量摄入量为2000卡路里，体重在健康的体重指数（Body Mass Index，BMI）范围内，没有重大医学诊断，而且你会适度地运动。在下一次初级保健就诊时，你会和临床医生发生如下对话。

临床医生："我看到你每天摄入2000卡路里，你需要减少25%的卡路里摄入量。"

你："嗯，什么？为什么？"

临床医生："由于美国的肥胖危机，美国医学协会（American Medical Association，AMA）最近发布了新的平均卡路里建议。对像你这样的性别、年龄和活动水平的人而言，他们推荐的热量摄入量为1500卡路里。"

你："但我不胖。"

临床医生："但是你一直在吃东西，美国医学协会规定我必须这样做。"

你："这是法律吗？"

临床医生："呃，不，这是一个指导方针……"

你："但是你了解我，我很负责地选择我的食物，我尽力地锻炼并补水……"

临床医生："对不起，这不是我能控制的。从明天开始，你要吃1500卡路里的食物。"

你："如果我真的很饿，或者想去餐馆吃饭，或者去长跑怎么办？"

临床医生："不行。1500卡路里是你能摄入的最高热量。"

正如你可以从这个半开玩笑的例子中推断的那样，信息框架和考虑患者的特殊情况很重要。这不是一个完美的类比，因为我们需要卡路里来维持生命，但是从阿片类药物治疗中获益的患者可能会觉得药物对他们的生存同等重要。从理论上的剂量角度来看，将患者的服药剂量从 120 MME 减少到 90 MME 可能会达成某个"目标"，但是减少这 25% 的剂量，特别是如果突然从 30 毫克、每天四次（Quarter in die，QID）切换到 30 毫克、每天三次（Ter in die，TID），可能会对患者的功能和生活质量产生很大的影响，特别是在剂量转换期间。你还可以想象一下围绕"如果……会怎样"的担忧——前面例子中的饥饿，在疼痛和阿片类药物例子中的无法忍受的疼痛强度及功能的丧失。

2017 年美国药物滥用调查[17]的数据显示，滥用阿片类药物的主要原因（63% 的受访者）是缓解疼痛，相比之下，13% 的受访者使用阿片类药物是为了"获得快感"，这远远超过了其他原因，如缓解紧张、改善睡眠、增强其他物质的作用，或者做实验。这些结果表明，如果我们试图通过减少处方或其他方法来控制阿片类药物滥用，必须重视让患者获得更好的自我管理技术和替代干预措施以控制疼痛。

有趣的是，新兴研究[18,19]表明，在跨学科支持的合作照护模式中减少阿片类药物剂量时，大多数患者的疼痛要么保持稳定，要么略有缓解。然而，一些患者在减少药物剂量后确实会感到疼痛加剧。因此，尽管这些数据可以用来提高患者关于阿片类药物逐步减量的意愿，但我们不能说得太绝对。记住你的措辞：说"你的疼痛应该会有所减轻"而不是"你的疼痛一定会有所减轻"。

我们需要注意强制减少阿片类药物剂量的其他潜在的意外后果。终止治疗以应对药物减量，会使长期接受阿片类药物治疗的患者陷入危险中。一项关于阿片类药物减量的大型回顾性队列研究（包含两年随访期）发现，与继续服用阿片类药物的患者相比，患者阿片类药物减量30%与四倍以上的终止治疗的概率相关。想想你的患者可能会去哪里治疗他们那难以控制的疼痛或缓解戒断的症状。他们难以找到新的医疗人员，并可能从非法渠道获取阿片类药物。

非自愿地停用阿片类药物的另一个医源性风险可能是自杀。很少有大规模的研究调查自杀意念、自杀企图或由减少阿片类药物处方直接导致的自杀行为。案例报告记录了慢性疼痛患者自杀后的医疗法律后果，这些患者曾一直经历阿片类药物的逐渐减量，或者因异常的用药行为而终止治疗[21,22]。这些案例突出了阿片类药物减量中的"标准照护"问题和医疗遗弃指控。最近一项针对慢性疼痛患者的回顾性队列研究显示，"阿片类药物注册处"追踪的慢性阿片类药物治疗中断与死亡率增加有关[23]。大多数处方的药物减量是临床医生根据各种理由提出的：尿液毒理学异常、行为问题（如失约或剂量分歧），或者安全问题（如心理健康疾病或物质使用障碍史）。在调整人口统计学变量后，与还留在医院的患者相比，停用阿片类药物的患者可能或确切的药物使用过量的死亡风险比是 2.94[23]。使用观察性的研究设计无法确定导致停服阿片类药物的高风险行为是否会造成过量死亡的风险，患者是否寻求其他方法来控制疼痛，或者一些药物使用过量行为是否为有意图的自杀行为。一项关于退伍军人健康管理局对阿片类药物停药后的患者的研究表明，9.2% 的患者有自杀意念，而只有 2.4% 的患者有自杀式自我指向暴力[24]。在该样本中，心理健康诊断（如创伤后应激障碍和精神障碍）与自杀想法或自杀行为有关，这表明如果你选择逐渐减量或停止接受慢性阿片类药物治疗，高风险患者需要被密切监测并预防风险。

临床医生情境：消除恐惧，保持讨论阿片类药物的理性方法

我们面临着过量用药风险数据和临床指南误用的严峻形势

美国关于阿片类药物使用过量死亡趋势的统计数据很有说服力，我们不容忽视。根据美国疾病控制与预防中心的数据库，截至 2018 年的完整数据显示，从 1999 年到 2017 年，涉

及所有阿片类药物的全国药物使用过量死亡人数有所增加，2018 年这一人数首次出现小幅下降 [25]。由阿片类处方药使用过量导致的死亡人数下降了 13.5%，而由合成麻醉剂导致的死亡人数持续上升。全国性的讨论常常忽视将阿片类药物使用过量的统计数据与对慢性疼痛失控危机的关注相平衡，不仅如此，与阿片类处方药相比，非法精神活性物质对当前阿片类药物使用过量的流行有更大的推动作用，这一事实也被"阿片类危机"这一概括性术语所掩盖 [26]。

当然，由阿片类药物使用过量导致的死亡只是冰山一角。每一个用药过量死亡的报告中都有用药过量的幸存者发展成医源性阿片类物质使用障碍的患者，以及一部分滥用阿片类处方药的患者。研究表明，大约 21%～29% 使用阿片类处方药的患者会滥用它们，其中 8%～12% 的患者发展为阿片类物质使用障碍 [27]。有证据表明，阿片类物质滥用、使用过量和使用障碍的风险与高剂量的治疗方案和长期使用有关 [28-30]。然而，最近的一项研究调查了阿片类处方药续药的流行率，以及患者在被诊断为阿片类物质使用障碍或用药过量前的一年内，其处方中 MME 的趋势 [31]。作者发现，超过三分之一的患者在被诊断为阿片类物质使用障碍或用药过量前的一年内没有服用阿片类处方药。这意味着，一部分患者可能在被诊断为阿片类物质使用障碍或用药过量之前使用过阿片类非处方药来控制疼痛或获得快感。想想一位患者在阿片类药物减量一段时间后失去了耐受性——恢复以前剂量的阿片类药物使用可能是致命的。

在上述研究中 [31]，在被诊断为阿片类物质使用障碍前的一年内确实使用过阿片类处方药的患者中，大多数患者的平均日剂量低于 90 MME。文献表明，阿片类药物过量风险增加的最低剂量低至 20 MME [32]，这取决于个体代谢的遗传差异或其他镇静处方药的使用（即多种药物风险）。最近的一项研究证实 [33]，持续终止接受慢性阿片类药物治疗与约 50% 的用药过量风险降低有关，但这项研究也指出，与低剂量变异性相比，剂量变异性（例如，> 27.2 MME）与用药过量风险的显著增加相关，与阿片类药物总剂量无关。换句话说，在防止阿片类药物使用过量的善意尝试中，临床医生可能在无意中创造了导致用药过量的条件。

综上所述，这些数据强调了一点，即仅仅依靠"高剂量"与"低剂量"的定义或当前的风险分层算法不足以识别所有风险患者。如前所述，许多人引用 2016 年 3 月美国疾病控制与预防中心发布的慢性疼痛阿片类药物处方指南作为推动停服阿片类药物的催化剂。然而，我们敦促你仔细重读这一指南，它旨在作为自愿指南——而不是一种强制命令或法律——以解决初级保健医生在治疗阿片类物质使用障碍患者的知识和满意度方面的差距。该指南提出了一种谨慎而平衡的方法，鼓励人们谨慎使用高剂量的阿片类镇痛药，但作者承认，一些患者可能仍然可以从高剂量的阿片类药物中获益，特别是那些接受长期治疗的患者，他们对药物产生了身体依赖。该指南此后被用于为所有患者定义 MME "最大" 剂量的政策辩护，而不管他们的个人情况如何。

　　事实上，2016 年美国疾病控制与预防中心发布的指南和 2017 年围绕阿片类药物使用过量数据的热潮引发了医生在处方习惯方面的剧变，许多机构都强烈反对快速、强制性地停用阿片类药物，以抗议这种变化。例如，2018 年 12 月，美国人权观察组织（Human Rights Watch）就这一问题发布了一份报告[34]，该报告并没有将美国疾病控制与预防中心发布的指南的广泛滥用称为侵犯人权。2018 年，美国医学协会通过了一系列决议，呼吁在实施这一指南时保持克制[35]。2019 年，美国白宫国家药物管制政策局（White House Office of National Drug Control Policy）的几位前任主管与卫生专业人员和专业医疗组织一起签署了一封致美国疾病控制与预防中心的信件，大众称其为 "HP3（Health Professionals for Patients in Pain，疼痛患者的专业医疗人员）信件"[36]。作为回应，美国食品药品监督管理局（Food and Drug Administration）警告不要突然停用阿片类药物[37]，美国疾病控制与预防中心对指南发表了大胆的澄清说明，指出 "政策应允许临床医生考虑每位患者的独特情况"[38]。

你不是唯一发现对话很困难的人

　　对初级保健医务人员开展的研究发现，慢性疼痛照护是沮丧、负荷过重、倦怠和对工作不满的重要来源。初级保健医务人员的态度在某种程度上基于对患者报告的疼痛和继发性获益的可信度的担忧[39]，但也受到之前患有物质使用障碍的患者的经历，以及担心形成阿片类药物身体依赖的患者的影响[40]。医患之间关于阿片类药物的接触很容易转变为以争夺控制权为特征的交易[41]，临床医生发号施令，拒绝患者的想法或谈判意图，然后患者列举出原因或表示不同意。

在问题整合（Problematic Integration，PI）理论应用于健康的相关经验中，沟通被用来理解和应对不确定性。临床对话中关于阿片类药物的不确定性往往集中在信息量（例如，关于阿片类药物的风险和益处）和概率判断（例如，该患者是否正在滥用药物，是否值得信赖）上。在一项针对美国退伍军人事务局（Veterans Affairs）的初级保健医生的研究中，阿片类药物讨论中的不确定性需要面对提供保证、提供教育、收集更多的信息或完全避免使用阿片类药物的问题[42]。

我们谈到临床医生的共情对疼痛治疗至关重要[43]，但临床医生需要采取自我照护策略，以减少因照顾难相处的患者而产生的"共情疲劳"。开发一套工具和启发式的教学法，并在与患者讨论阿片类药物使用及逐渐减量的过程中使用，有望消除过程中的一些猜测和担忧[44]。

区分因高剂量疗程而担忧的患者与被确诊为阿片类物质使用障碍的患者

如前所述，在不考虑精神障碍、个人和家庭药物使用史、药物混合使用和其他风险因素的情况下，用药剂量仅能提供有限的阿片类药物使用风险的情况。当然，在某些情况下，例如，在非致命的用药过量后，非自愿地逐渐减量是有必要的。一项具有说服力的研究显示，在接受针对非癌症性疼痛的长期阿片类药物治疗（期间发生过非致命的过量事件）的商业保险患者中，91% 的患者在用药过量的 300 天内被配发了阿片类药物，通常来自同一名开处方的临床医生[45]。在最初用药过量后接受高剂量阿片类药物的患者中，两年后重复用药过量的累积发生率为 17%。

如果一刀切的方法不谨慎，我们如何确定谁适合非自愿减量，谁可以通过适当的风险缓解策略继续顺利地接受阿片类药物治疗，谁可能愿意尝试使用合作照护的方法缓慢减少阿片类药物使用的剂量。与怀疑任何疾病一样，答案归结为筛查风险因素并确诊。当然，这一步涉及进行全面评估，包括结合主观和 / 或客观测试的面谈问题。

滥用、过度使用或过量使用的风险因素

大规模的回顾和分析已经阐明了阿片类药物风险的预测因素。2017 年，《疼痛医生杂志》（*Pain Physician Journal*）中关于阿片类药物指南特刊的两篇连载文章提供了对阿片类药物滥用的预测因素的最新评论[46,47]。了解人口统计学和社会心理风险因素，并在临床实践中找到筛查共病的精神病理、自杀倾向和物质使用障碍的方法很重要。正如本章前文所述，高剂量的疗程和最新的剂量转变也可能带来风险。

请像本章开始时要求你做的那样，重新审视一些"黄色 /

红色风险"。当患者要求提前续药时，你内心的担忧是什么：过度使用还是分化？如果他们在续药那天开始度假，希望在出城之前把药续上怎么办？当一位新来的患者说"唯一对我有效的是……"时，你如何知道，他对这种阿片类药物的专一性是不是成瘾的信号，或者他是否在 10 多年的疼痛管理中真的尝试过所有其他阿片类药物，而这就是他缓解疼痛的最佳药物？如果患者拒绝做腰椎磁共振成像来记载病理或拒绝硬膜外类固醇注射怎么办？你可能会怀疑他们拒绝的动机，但需考虑可能存在的其他障碍：磁共振成像或手术需支付的费用，不愿平躺在磁共振成像台上忍受疼痛的增加，在前来就诊方面存在交通不便的问题，患有严重的幽闭恐怖症或羞于启齿的针头恐怖症。

幸运的是，你不必"独自进行"风险分析。下面有几种有用的问卷可帮助你制订治疗计划。笼式急救（Cut Down, Annoyed, Guilty, Eye Opener-Adapted to Include Drugs，CAGE-AID）[48] 是一种常用的工具，由四个问题组成，用单一的"是"回答，在识别有问题的物质使用行为方面具有 79% 的敏感性和 77% 的特异性。成瘾行为检查表（Addiction Behaviors Checklist）[49] 记录了大量异常的用药行为，如伪造或偷窃处方、改变给药方式、功能恶化、同时滥用酒精或非法药物、反复到多名医生处就诊等。除了访谈数据外，阿片类药物风险工具（Opioid Risk Tool）[50] 也被广泛使用，它对阿片类药物滥用的已知风险因素给予不同的权重，并建议采取低、中、高风险分层措施。根据对家庭或个人药物滥用史、年龄在 16 岁至 45 岁之间、不良童年经历（如青春期前的性虐待）和未经治疗的心理障碍等风险因素的研究，男性和女性的权重有所不同。

其他高质量的问卷调查或基于临床医生的访谈已在其他地方 [51,52] 得到了很好的回顾和总结，包括癌痛患者筛查及阿片类药物应用评估（Screener and Opioid Assessment for Patients with Pain-Revised，SOAPP-R）、阿片药物滥用状况量表（Current Opioid Misuse Measure，COMM）、诊断、难治性、风险和疗效评分（Diagnosis，Intractability，Risk，Efficacy，DIRE）、以及简短风险访谈（Brief Risk Interview）。必须指出的是，这些措施具有不同程度的特异性和敏感性。目前还没有一项测试成为黄金标准，测试结果可能因临床环境而异。例如，新的证据表明，这些问卷是在门诊疼痛管理情境中制定的，不能很好地对急诊科的疼痛患者进行风险分类 [53]。我们仍然建议在开始阿片类药物治疗之前进行临床访谈，结合处方药监测计划（Prescription Drug Monitoring Program，PDMP）审查和你选择的测量方式，并在长期阿片类药物治疗期间定期进行检查。问卷测量不应作为拒绝治疗的预测因素，而应作为按风险分层的治疗计划指南。例如，基于远端风险因素的高风险类别的个体，在仔细监督的情况下（例如，更频繁的预约和尿液药物检测、随机药丸计数、要求使用定时和锁定的药物分发器、转诊心理支持）仍然可以接受阿片类药物管理治疗。

成瘾与阿片类物质使用障碍的对比

美国成瘾医学学会（American Society of Addiction Medicine）使用"成瘾"一词来定义一种涉及大脑奖赏、动机、记忆和相关回路，具有生物心理社会临床表现的原发性慢性疾病。成瘾以"4C"（作为助记工具）为特点：

- 强迫使用（Compulsion）；
- 无法控制用量或使用频率（Control）；
- 渴望（Craving）；
- 不计后果地使用（Consequences）。

像其他慢性疾病一样，成瘾通常包括复发和缓解周期。如果不接受治疗或不参加康复活动，成瘾是进阶式发展的，可能会导致残疾或过早死亡。

值得注意的是，美国精神医学学会的 DSM-5[54] 不再使用物质滥用和物质依赖这两个术语，也不再使用成瘾这一术语作为诊断依据。相反，DSM-5 提到"物质使用障碍"的分类，它是根据病理和损伤的范围来定义的，如烟草使用障碍或大麻使用障碍。轻度、中度或重度的说明是由个体所达到的诊断标准的数量来决定的。

表 6.1 列出了 DSM-5 阿片类物质使用障碍的诊断标准。严重程度说明：符合 2 ~ 3 个项目为"轻度"（ICD-10-CM

F11.10）*，符合 4 ~ 5 个项目为"中度"（ICD-10-CM F11.20），符合 6 个或更多项目为"严重"（ICD-10-CM F11.20）。

表 6.1　DSM-5 阿片类物质使用障碍的诊断标准

异常的阿片类药物使用模式，导致临床上显著的损害或痛苦，至少有以下两种表现，在 12 个月内发生。

分类	标准
控制力减退	• 通常使用阿片类药物比预期的剂量更大或时间更长 • 有持久减少或控制阿片类药物使用的愿望或不成功的努力 • 大量的时间花费在获得、使用阿片类药物或从其效果中恢复所必要的活动上 • 对使用阿片类药物的渴望、强烈的欲望或冲动
社交损害	• 反复使用阿片类药物导致未能履行在工作、学校或家庭中的主要角色义务 • 尽管阿片类药物的作用引起或加剧了持续或反复的社交或人际问题，但仍继续使用 • 因阿片类药物的使用放弃或减少了重要的社会、职业或娱乐活动
冒险使用	• 在对身体有害的情况下反复使用阿片类药物 • 尽管知道有可能因阿片类药物引起或加剧持续或复发的身体或心理问题，仍继续使用
生理和药理特性	• 耐药性，由以下任意一种情况定义 **

---

*　ICD-10-CM 即《疾病和有关健康问题的国际统计分类》(第十次修订本）（临床修改版）（*International Classification of Diseases*，Tenth Revision，Clinical Modification）。——译者注

（续表）

分类	标准
生理和药理特性	（1）需要明显增加阿片类药物的剂量以达到中毒或预期效果 （2）持续使用相同数量的阿片类药物的效果明显减弱 • 戒断，表现为以下任意一种情况 ** （1）停止大量/长时间使用阿片类药物后数分钟至数天内出现阿片类药物戒断综合征（如烦躁、恶心或呕吐、肌肉疼痛、流泪或流涕、瞳孔扩张、出汗、腹泻、勃起、打哈欠、发烧或失眠） （2）使用阿片类药物或与其密切相关的物质来缓解或避免戒断症状

** 仅在适当医疗监督下使用阿片类药物的人不适用于这一标准（耐药性、戒断过程）。

请注意表底部的注意事项，耐药性和戒断过程是身体依赖的迹象，但它们本身并不意味着阿片类物质使用障碍或成瘾。再次重申：单靠耐药性或戒断不足以将患者诊断为阿片类物质使用障碍。担心阿片类药物逐渐减量的患者不一定符合阿片类物质使用障碍的标准。单纯的高剂量治疗并不等于患者有阿片类物质使用障碍。

如果你怀疑患者有阿片类物质使用障碍，请借此机会进一步讨论，并提供可能挽救生命的信息和干预措施。你可能会意识到你的一些患者处于"模糊"区域。也许他们不符合阿片类物质使用障碍的标准，但当他们试图逐渐减量时，他们可能会表现出持续的戒断症状，正在使用"化学应对"行为来控制由阿片类药物引发的心境障碍和焦虑，有未经治疗的心理健康问题，或者他们本身并没有滥用药物，而是对阿片类药物的作用进行分化。请运用你最佳的临床判断来指导关于自愿减少阿片类药物剂量或药物辅助治疗（Medication-Assisted Treatment，MAT）的讨论。

　　自愿减少阿片类药物剂量与药物辅助治疗

　　如何指导患者减少阿片类药物剂量或停药的具体细节超出了本章的范围。我们建议读者参考美国卫生与公众服务管理局（Health and Human Services Administration，HHS）于 2019 年 10 月发布的"关于临床医生适当减少或停用长期阿片类镇痛药的指南"（Guide for Clinicians on the Appropriate Dosage Reduction or Discontinuation of Long-Term Opioid Analgesics）[55]。该文件包括一个有用的流程图，用于确定哪些患者可能适合温和协同的减量方案，哪些患者可能需要转诊进行药物辅助治疗。

　　一些以社区为基础的自愿减少阿片类药物剂量的项目已经过测试，并表现出很大的可靠性[19,56]，但它们确实需要耐心（例如，4～5 个月的指导，以逐步灵活地完成 MME 减量），以及诸如患者自我管理疼痛的教育和 / 或每周与临床医生会面这样的支持性干预措施。

　　作为综合治疗计划的一部分，药物辅助治疗被认为是中重度阿片类物质使用障碍的最佳治疗选择。它包括使用几种药物（如丁丙诺啡、纳曲酮或美沙酮）中的一种，并通过院内项目

（如纳洛酮项目）或社区治疗中心接受心理和/或行为治疗。在美国，丁丙诺啡只能由拥有缉毒局执照并接受过符合美国2000年《药物成瘾治疗法案》（Drug Addiction Treatment Act）豁免资格培训的认证医生开具处方和配药。美沙酮只能通过由美国药物滥用和精神健康服务管理局（Substance Abuse and Mental Health Services Administration，SAMHSA）批准的认证机构认可的阿片类药物治疗项目来分发。与接受阿片类药物或安慰剂的对照组相比，美沙酮[56]和丁丙诺啡[57]的维持治疗已被证明治疗阿片类物质使用障碍更有效。不幸的是，制度和管理上的障碍导致治疗阿片类物质使用障碍的药物使用不足。不是每个需要帮助的人都能得到帮助，所以我们很感激你在把患者和当地资源联系起来这方面所做的努力。

沟通

关于阿片类药物风险和阿片类物质使用障碍的对话提供了应该何时谨慎地避免使用"你"的批判性陈述的典型例子，例如，"你有问题""你服用了太多阿片类药物"和"你上瘾了"。所以，简单地说，第一条经验法则是：不要用"你"造句。这里有一些可供选择的关于如何开始和促进类似讨论的建议。这些建议不要求按顺序背诵，你可以根据情况使用你觉得合适的方法。

通过反应性倾听和富有同理心的陈述来共情患者

让患者知道，你相信并理解他们疼痛的严重性和影响。要认识到大多数患者都害怕疼痛，以及担心减少药物剂量的可能性。你甚至可以因没有"快速解决"他们的痛苦而表达真诚的沮丧。

- "我理解你一直在挣扎，我知道讨论止痛药可能会让你很痛苦。"
- "我听到你说，你真的希望疼痛可以得到缓解。"
- "所以，阿片类药物似乎不像以前那么有效了。"

以非评判性的方式讨论异常的用药行为

- 使用开放式问题，例如，不要问"你是否过量使用阿片类药物"，而是问"告诉我，你是如何在疼痛难忍的日子和相对平缓的日子里使用阿片类药物的"。让患者用他们自己的话来叙述可以帮助你倾听乐观的"改变话术"，例如，"我想在发作期间少吃点药"或"我一直在想，当我开始感到两次停药之间的戒断反应时，我能否做点什么不同的事情"。
- "似乎你的用药速度比预期的要快。"
- "有时人们过于适应药物，并开始因疼痛以外的原因服用药物。"

避免污名化语言，消除不公平的刻板印象

使用一些不强化偏见或羞耻感的语言。

- **药物滥用者**：这个术语仅通过滥用药物的行为来定义人群。避免使用这些标签，而是使用以人为本的语言来描述患者或研究被试（例如，"患有物质/阿片类物质使用障碍的人"）。记住，我们也不能用这种方式对待其他疾病（例如，"哦，很明显地有贪食症"）。
- **干净/肮脏**：这些术语通常被用于描述尿液药物测试结果，有时也被用于描述人本身。考虑使用更谨慎的语言来描述结果，如"符合或不符合规定疗程"。

为担忧承担责任（"我"和"我们"的陈述）

在决定剂量上，虽然"归咎于当局"似乎更简单，但你应该努力为患者制订风险监测和缓解计划，而不是用任意的目标剂量代替。就像如果你迟到了，但你向患者坦率地承认，患者是可以理解的。为你对患者使用阿片类药物的担忧承担责任，对培养治疗关系大有帮助。

- "从长远来看，我的主要目标是提供治疗，让你成为最健康的'你'。"
- "我希望你得到最好的照护，这次艰难但富有成效的谈话是我们迈出的第一步。"

- "我开始担心你在这种情况下继续接受阿片类药物
  治疗。"
- "药物疗法本身已经成为一个问题。这是一种已知的治
  疗并发症，我们不应该忽视。"
- "我对你过度使用阿片类药物感到担忧，我认为你符合
  阿片类物质使用障碍的标准，这是一种严重但可治疗的
  疾病。"在这里，你没有必要吹毛求疵，并普及阿片类
  物质使用障碍被认为是 DSM-5 所认定的精神障碍的知
  识。请敞开接受的大门。

使问题正常化

- "很多人都会有阿片类药物使用的问题。你并不孤单。"
- "因阿片类药物问题寻求帮助就像因其他慢性疾病寻求
  帮助一样。"

直接、坦诚地处理担忧或阿片类物质使用障碍的诊断

- "你的行为符合阿片类物质使用障碍的诊断标准。因
  为针对它有多种治疗方法，所以直面诊断对你是有帮
  助的。"
- "考虑到风险，继续服用目前的药物并不是一个合理的
  选择，但治疗我们所说的阿片类物质使用障碍有很多

选择。"

- "阿片类药物在治疗慢性疼痛方面的作用有限，在开始
  这种治疗前，让我们看看是否可以探索其他医疗和自我
  管理技术。"（声明你的人本治疗理念，记住阻挡"新的
  开始"是减少阿片类药物处方的最好方法。）

解释清楚治疗方法，让患者知道他们并不孤单

- "治疗选择有很多。让我们一起探索吧。"
- "我们将共同努力，找到最适合你的治疗方案。"
- "你对减少服用阿片类药物有什么担忧？"
- 给他们一个"安全网"——讨论应对疼痛的非阿片类药
  物和非药物策略。请参阅本章末尾的拓展阅读部分，了
  解有关患者疼痛自我管理阅读清单的建议。

检查患者是否有灵活性和准备逐渐减少剂量的意愿

你可以通过询问以下问题来判断患者更关注的是获得更多
的阿片类药物还是缓解疼痛。

- "我相信硬膜外阻滞和物理治疗可以帮助你。为什么我
  们不等你完成物理治疗后再增加药物剂量呢？"
- "你是否考虑过长期使用阿片类药物？"

如果你正在指导一位自愿减少阿片类药物剂量的患者

- "如果可以的话，我想和你分享一下减少用药对健康的好处。这样做的目的不是让你受苦。"

- "这不是要从你身上拿走什么，而是以更低的风险来更好地治疗你的疼痛。"

- "研究表明，对大多数逐渐减少阿片类药物剂量的患者来说，疼痛要么保持不变，要么会有所缓解。我们还注意到，睡眠往往会随着阿片类药物剂量的减少而改善，这甚至可以进一步帮助你应对疼痛。"

- "你愿意尝试非常缓慢地减少剂量来看看我们能否减轻你的疼痛吗？我们会慢慢来，让你的身体甚至都感觉不到。与此同时，我们将为你提供其他工具来帮助你应对因疼痛而受到影响的生活。"

- "你希望如何减量？"

- "在接下来的几个月里，我们会更频繁地见面，这样我就可以跟进你的情况。剂量的减少将是缓慢的，如有需要，你可以选择暂停一段时间。"请参考美国卫生与公众服务部或其他减量指南来减少 MME 的百分比。

- 考虑在开始时缓慢、微剂量地减少用药，以建立患者的信心和控制力。避免谈论最终剂量目标或"0"剂量MME。

- "让我们把这当作一次试验……我们会看看你的情况，

然后根据需要进行调整。"如果患者需要暂停或恢复以前的剂量，这就留下了可调整的空间。

- 制订一个安全计划——让患者知道如果遇到麻烦可以给谁打电话。评估患者的心境障碍和自杀倾向，并做相应记录。

- 提供疼痛管理甚至阿片类戒断症状的辅助治疗（例如，用可乐定治疗自主神经症状，用非甾体抗炎药治疗肌痛，用曲唑酮治疗睡眠障碍）。

- 提供资源支持。"每个人都可以戒掉阿片类药物，但关键是要慢慢戒掉，并在身体适应的过程中运用技巧让自己保持冷静。当我们开始这个过程时，额外的支持可能会对缓解疼痛和压力有所帮助。我想给你一些当地的疼痛心理医生的名字，你可以联系他们，接受额外的指导。"

- 如果你有足够的时间和足够的患者来完成这个过程，可以考虑每周或每月组织一个支持小组。

不污名化药物辅助治疗

中度至重度阿片类物质使用障碍患者需要不同的照护方式，而不是自愿减少阿片类药物剂量。你可以向患者保证有可用的有效治疗方法。

- "正如我们所讨论的，你的病情符合中度阿片类物质使用障碍的标准。我们发现，具有这种障碍的人最好接受有助于减少戒断症状、缓解渴望并稳定大脑化学物质的治疗。使用药物帮助你康复，在很大程度上提高了长期治疗成功的概率。"

- "如今，许多不同的治疗环境都能提供药物辅助治疗项目。从疗养院到门诊，甚至是初级保健诊室，都有丁丙诺啡和美沙酮等药物。让我们找一个适合你的。"

- "丁丙诺啡或美沙酮等药物的作用是让你的大脑认为你仍在服用阿片类药物，但这种药物可以预防成瘾和戒断症状，并可以降低用药过量的风险。"

- 提供专业成瘾治疗的转诊。了解如何访问你所在地区的药物辅助治疗项目。鼓励患者了解他们的保险计划涵盖了哪些内容。通常，院内的丁丙诺啡项目和有美沙酮的社区诊所只收现金，这可能成为患者参与的一种有形障碍。

- 在你的候诊室制作一份讲义，或者在你的网站上提供链接，患者可以在那里找到当地的药物辅助治疗项目。

- 向患者保证，你仍将提供非阿片类药物的疼痛管理建议，你不会只是为了药物辅助治疗项目而放弃对他们疼痛的关怀。

如果你必须完全终止治疗

- 考虑一种"放弃某种治疗方法，而不是放弃患者"的方法。你可以在不"放弃"患者的情况下，停止对患者来说风险太大的治疗（例如，建立合作或转诊到药物辅助治疗）。考虑一下出院患者的去处——如果没有指导，他们下一步会去哪里？你可以承诺继续照护他们，但前提是不采用你认为对他们不再有帮助的治疗方法。

- 如果患者的行为具有严重的威胁性或破坏性，而你决定立即终止治疗，那么请确保遵循你所在地区医学委员会关于终止治疗的建议（例如，写一封关于如何寻求其他医疗照护指导的解释信）。

参考文献

1. Mojtabai R. National trends in long-term use of prescription opioids. *Pharmacoepidemiol Drug Safty* 2018;27(5):526–534.

2. Lin JJ, Alfandre D, Moore C. Physician attitudes toward opioid prescribing for patients with persistent non-cancer pain. *Clin J Pain* 2007;23(9):799–803.

3. Bhamb B, Brown D, Hariharan J, Anderson J, Balousek S, Fleming MF. Survey of select practice behaviors by primary care physicians on the use of opioids for chronic pain. *Curr Med Res Opin* 2006;22(9):1859–1865.

4. Bennett DS, Carr DB. Opiophobia as a barrier to the treatment of pain.

J Pain Palliat Care Pharmacother 2002;16(1):105–109.

5. Eriksen J, Sjogren P, Bruera E, Ekholm O, Rasmussen NK. Critical issues on opioids in chronic non-cancer pain: an epidemiological study. *Pain* 2006;125(1-2):172–179.

6. Dillie KS, Fleming MF, Mundt MP, French MT. Quality of life associated with daily opioid therapy in a primary care chronic pain sample. *J Am Board Fam Med* 2008;21(2):108–117.

7. Sjogren P, Gronbaek M, Peuckmann V, Ekholm O. A population-based cohort study on chronic pain: the role of opioids. *Clin J Pain* 2010;26:763–769.

8. White JM. Pleasure into pain: the consequences of long-term opioid use. *Addict Behav* 2004;29:1311–1324.

9. American Pain Society Quality of Care Committee. Quality improvement guidelines for the treatment of acute pain and cancer pain. *JAMA* 1995;274:1874–1880.

10. Institute of Medicine (US) Committee on Advancing Pain Research, Care, and Education. *Relieving Pain in America: A Blueprint for Transforming Prevention, Care, Education, and Research.* Washington, DC: National Academies Press, 2011.

11. Federation of State Medical Boards. Guidelines for the chronic use of opioid analgesics, 2017.

12. Dowell D, Haegerich TM, Chou R. CDC guideline for prescribing opioids for chronic pain—United States, 2016. *MMWR Recomm Rep* 2016;65(No. RR-1):1–49.

13. Center for Disease Control and Prevention. U.S. opioid prescribing rate maps, 2018.

14. Frank JW, Levi C, Matlock DD, Calcaterra SL, Mueller SR, Koester S, Binswanger IA. Patients' perspectives on tapering of chronic opioid therapy: a qualitative study. *Pain Med* 2016;17(10):1838–1847.

15. Huang CJ. On being the "right" kind of chronic pain patient. *Narrat Ing Bioeth* 2018;8(3):239–245.

16. Szalavitz M. No one should have to prove their worth to get medical care, regardless of addiction or pain. *Narrat Inq Bioeth* 2018;8(3):233–237.

17. Han B, Compton WM, Blanco C, Crane E, Lee J, Jones CM. Prescription opioid use, misuse, and use disorders in U.S. adults: 2015 national survey on drug use and health. *Ann Intern Med* 2017;167(5):293–301.

18. Murphy JL, Clark ME, Banou E. Opioid cessation and multidimensional outcomes after interdisciplinary chronic pain treatment. *Clin J Pain* 2013;29(2):109–117.

19. Darnall BD, Ziadni MS, Stieg RL, Mackey IG, Kao M-C, Flood P. Patient-centered prescription opioid tapering in community outpatients with chronic pain. *JAMA Intern Med* 2018;178(5):707–708.

20. Perez HR, Buonora M, Cunningham CO, Moonseong H, Starrels JL. Opioid taper is associated with subsequent termination of care: a retrospective study. *J Gen Intern Med* 2020;35:36–42.

21. Fishbain DA. Medico-legal rounds: medico-legal issues and breaches of "standards of medical care" in opioid tapering for alleged opioid addiction. *Pain Med* 2002;3(2):135–142.

22. Fishbain DA, Lewis JE, Gao J, Cole B, Rosomoff R. Alleged medical abandonment in chronic opioid analgesic therapy: case report. *Pain Med* 2009;10(4):722–729.

23. James JR, Scott JM, Klein JW, Jackson S, McKinney C, Novack M, Chew L, Merrill JO. Mortality after discontinuation of primary care-based chronic opioid therapy for pain: a retrospective cohort study. *J Gen Intern Med* 2019;34(12):2749–2755.

24. Demidenko MI, Dobscha SK, Morasco BJ, Meath THA, Ilgen MA,

Lovejoy TI. Suicidal ideation and suicidal self-directed violence following clinician-initiated prescription opioid discontinuation among long-term opioid users. *Gen Hosp Psychiatry* 2017;47:29–35.

25. Centers for Disease Control and Prevention. WONDER.

26. Rose ME. Are prescription opioids driving the opioid crisis? Assumptions vs. facts. *Pain Med* 2018;19(4):793–807.

27. Vowles KE McEntee ML, Julnes PS, Frohe T, Ney JP, van der Goes DN. Rates of opioid misuse, abuse, and addiction in chronic pain: a systematic review and data synthesis. *Pain* 2015;156(4):569–576.

28. Braden JB, Russo J, Fan MY, Edlund JM, Martin BC, DeVries A, Sullivan MA. Emergency department visits among recipients of chronic opioid therapy. *Arch Inten Med* 2010; 170(16):1425–1432.

29. Sullivan MD, Edlund MJ, Fan MY, DeVries A, Braden JB, Martin BC. Risks for possible and probable opioid misuse among recipients of chronic opioid therapy in commercial and Medicaid insurance plans: the TROUP study. *Pain* 2010;150(2):332–339.

30. Edlund MJ, Martin BC, Russo JE, DeVries A, Braden JB, Sullivan MD. The role of opioid prescription in incident opioid abuse and dependence among individuals with chronic non-cancer pain: the role of opioid prescription. *Clin J Pain* 2014;30(7):557–564.

31. Wei YJ, Chen C, Fillingim R, Schmidt SO, Winterstein AG. Trends in prescription opioid use and dose trajectories before opioid use disorder or overdose in US adults from 2006 to 2016: a cross-sectional study. *PLoS Med* 16(11): e1002941.

32. Adewumi AD, Hollingworth SA, Maravilla JC, Connor JP, Alati R. Prescribed dose of opioids and overdose: a systematic review and meta-analysis of unintentional prescription opioid overdose. *CNS Drugs* 2018;32(2):101–116.

33. Glanz JM, Binswanger IA, Shetterly SM. Association between opioid

dose variability and opioid overdose among adults prescribed long-term opioid therapy. *JAMA Network Open* 2019;2(4):e192613. doi:10.1001/jamanetworkopen.2019.2613

34. Human Rights Watch. "Not allowed to be compassionate": chronic pain, the overdose crisis, and unintended harms in the U.S. 2018.

35. American Medical Association. Policy finder: inappropriate use of CDC guidelines for prescribing opioids D-120.932. 2019.

36. Kertesz SG, Satel SL, DeMicco J, Dart RC, Alford DP. Opioid discontinuation as an institutional mandate: questions and answers on why we wrote to the Centers for Disease Control and Prevention. *Subst Abus* 2019;40(4):466–468.

37. U.S. Food and Drug Administration. FDA identifies harm reported from sudden discontinuation of opioid pain medicines and requires label changes to guide prescribers on gradual, individualized tapering. 2019.

38. Dowell D, Haegerich T, Chou R. No shortcuts to safer opioid prescribing. *N Engl J Med* 2019;380:2285–2287.

39. Matthias MS, Parpart AL, Nyland KA, Huffman MA, Stubbs DL, Sargent C, Bair MJ. The patient–provider relationship in chronic pain care: providers' perspectives. *Pain Med* 2010;11:1688–1697.

40. Dobscha SK, Corson K, Flores JA, Tansill EC, Gerrity MS. Veterans affairs primary care clinicians' attitudes toward chronic pain and correlates of opioid prescribing rates. *Pain Med* 2008;9:564–571.

41. Matthias MS, Krebs EE, Collins LA, Bergman AA, Coffing J, Bair MJ. "I'm not abusing or anything": patient-physician communication about opioid treatment in chronic pain. *Patient Educ Couns* 2013;93(2):197–202.

42. Tait RC. Empathy: necessary for effective pain management? *Curr Pain Headache Rep* 2008;12(2):108–112.

43. Eggly S, Tzelepis A. Relational control in difficult physician-patient encounters: negotiating treatment for pain. *J Health Commun* 2001;6(4):323–333.

44. Kennedy LC, Binswanger IA, Mueller SR, Levi C, Matlock DD, Calcaterra SL, Koester S, Frank JW. "Those conversations in my experience don't go well": a qualitative study of primary care provider experiences tapering long-term opioid medications. *Pain Med* 2018;19(11):2201–2211.

45. Larochelle MR, Liebschutz JM, Zhang F, Ross-Degnan D, Wharam JF. Opioid prescribing afternonfatal overdose and association with repeated overdose: a cohort study. *Ann Intern Med* 2016;164(1):1–9.

46. Kaye AD, Jones MR, Kaye AM, Ripoli JG, Galan V, Beakley BD, Calixto F, Bolden JL, Urman RD, Manchikanti L. Prescription opioid abuse in chronic pain: an updated review of opioid abuse predictors and strategies to curb opioid abuse: part 1. *Pain Physician* 2017;20:S93–S109.

47. Kaye AD, Jones MR, Kaye AM, Ripoli JG, Jones DE, Galan V, Beakley BD, Calixto F, Bolden JL, Urman RD, Manchikanti L. Prescription opioid abuse in chronic pain: an updated review of opioid abuse predictors and strategies to curb opioid abuse: part 2. *Pain Physician* 2017;20:S111–S133.

48. Brown RL, Rounds LA. Conjoint screening questionnaires for alcohol and other drug abuse: criterion validity in a primary care practice. *Wisconsin MedJ* 1995;94(3):135–140.

49. Wu SM, Compton P, Bolus R, Schieffer B, Pham Q, Baria A. The Addiction Behaviors Checklist: validation of a new clinician-based measure of inappropriate opioid use in chronic pain. *J Pain Symptom Manage* 2006;32(4):342–351.

50. Webster LR, Webster RM. Prediction aberrant behaviors in opioid-

treated patients: preliminary validation of the Opioid Risk Tool. *Pain Med* 2005;6(6):432–442.

51. Jones T, Moore T, Levy JL, Daffron S, Browder JH, Allen L, Passik SD. Comparison of various risk screening methods in predicting discharge from opioid treatment. *Clin J Pain* 2012;28(2):93–100.

52. Ducharme J, Moore S. Opioid use disorder assessment tools and drug screening. *Mo Med* 2019;116(4):318–324.

53. Chalmers CE, Mullinax S, Brennan J, Vilke GM, Oliveto AH, Wilson MP. Screening tools validated in the outpatient pain management setting poorly predict opioid misuse in the emergency department: a pilot study. *J Emerg Med* 2019;56(6):601–610.

54. American Psychiatric Association, Diagnostic and Statistical Manual of Mental Disorders: Diagnostic and Statistical Manual of Mental Disorders. 5th ed. Arlington, VA: American Psychiatric Association, 2013.

55. U.S. Department of Health and Human Services. HHS Guide for Clinicians on the Appropriate Dosage Reduction or Discontinuation of Long-Term Opioid Analgesics.Washington, DC: US Department of Health and Human Services, 2019.

56. Sullivan MD, Turner JA, DiLodovico C, D'Appollonio A, Stephens K, Chan Y-F. Prescription opioid taper support for outpatients with chronic pain: a randomized controlled trial. *J Pain* 2017;18(3):308–318.

57. Mattick RP, Breen C, Kimber J, Davoli M. Methadone maintenance therapy versus no opioid replacement therapy for opioid dependence. *Cochrane Database Syst Rev* 2009;2009(3):CD002209. doi:10.1002/14651858.CD002209.pub2

58. Mattick RP, Breen C, Kimber J, Davoli M. Buprenorphine maintenance versus placebo or methadone maintenance for opioid

dependence. *Cochrane Database Syst Rev* 2014;(2):CD002207. doi:10.1002/14651858.CD002207.pub4

拓展阅读

阿片类药物危机分析

Lembke A. *How Doctors Were Duped, Patients Got Hooked, and Why It's So Hard to Stop.* Baltimore: Johns Hopkins University Press, 2016.

Macy B. Dopesick: *Dealers, Doctors, and the Drug Company That Addicted America.* New York: Little, Brown and Company, 2018.

Quinones S. *Dreamland: The True Tale of America's Opiate Epidemic.* New York: Bloomsbury Press, 2016.

阿片类药物减量指南或资源

Berna C, Kulich RJ, Rathmell J. Tapering long-term opioid therapy in chronic noncancer pain: evidence and recommendations for everyday practice. *Mayo Clin Proc* 2015;90(6):828–842.

U.S. Department of Health and Human Services. *HHS Guide for Clinicians on the Appropriate Dosage Reduction or Discontinuation of Long-Term Opioid Analgesics.* Washington, DC: U.S. Department of Health and Human Services, 2019.

慢性疼痛管理的自我管理 / 非阿片类工具

Caudill M, Benson H. *Managing Pain Before It Manages You.* New York: Guilford Press, 2016.

Darnall B. *Less Pain, Fewer Pills: Avoid the Dangers of Prescription*

Opioids and Gain Control over Chronic Pain. Boulder, CO: Bull Publishing Company, 2014.

Darnall B. *The Opioid-Free Pain Relief Kit: 10 Simple Steps to Ease Your Pain.* Boulder, CO: Bull Publishing Company, 2016.

Doleys DM. *Understanding and Managing Chronic Pain: A Guide for Patients and Clinicians.* Denver, CP: Outskirts Press, 2014.

其他资源

CDC 2016 Guidelines: Dowell D, Haegerich TM, Chou R. CDC guideline for prescribing opioids for chronic pain—United States, 2016. *MMWR Recomm Rep* 2016;65(No. RR-1):1–49.

第 7 章

抑郁 / 有自杀倾向的患者

伊丽莎白·J.理查森

案例：面对疼痛感到无助和绝望的患者

也许你见过这样一位患者，他感到绝望，对医生的建议不屑一顾，表示"做什么都没用"，并表达出一种无助感，认为不能做任何事情来摆脱困境。作为临床医生，你如何帮助他克服这些可见的自我强加的认知或情绪障碍，来推进他的治疗呢？如果你听到患者提及成为配偶、子女或其他亲人的"负担"，或者——最令人担忧的是——他想结束自己的生命，你该怎么办？患者传达出这样的信息可能会引发临床医生的恐惧和担忧，因为如何进一步与患者探讨这些问题，以及何时将他转介给心理健康专家似乎尚不明确。

挑战：理解慢性疼痛患者抑郁和自杀行为的潜在因素和范围

人类行为的一个基本准则——对大多数生物体来说也是如此——是逃避或避免令人厌恶的刺激。通常在了解这种疼痛可能会再次发生的环境或情况后，我们首先会学着摆脱疼痛，然后是如何避免它。例如，如果你从烤箱中取出东西时烫伤了自己，那么在下次烹饪时，你很可能会更加注意手臂如何进出烤箱。简单地说，你在与环境的互动中掌握了如何避免这种疼痛。

20 世纪 60 年代末，马丁·塞利格曼（Martin Seligman）和史蒂文·迈尔（Steven Maier）发现了一种现象，改变了我们对面对痛苦困境时所产生的抑郁样行为的理解。在他们最初的实验中[1]，狗被拴好并放在一个穿梭箱里。这里有三种条件：第一组狗受到电击后，可以按压面板终止电击；第二组狗无法控制电击的性质和持续时间；第三组（控制组）狗只是被拴在箱子里而不受任何电击。当这三组狗再次被放回可逃生的穿梭箱时，有趣的事情发生了：没有遭受电击和之前能够控制电击的狗迅速逃到了安全的地方，而不能控制电击的狗默然地忍受着痛苦，甚至没有尝试逃离。随后在人类身上进行的此类范式的研究也得出了非常相似的结果。迈尔和塞利格曼[2]注意到，在实验条件下，人们在无法避免疼痛时经常会说："试了也没有效果，那为什么要尝试？"这很可能是许多为患者提供各种慢性疼痛治疗的医护人员经常听到的一句话。塞利格曼认为，人在感知到对周围事物失去控制能力时的行为将表现为习得性无助，这一描述被认为与抑郁症状非常吻合[3]。和本书前面介绍的自我效能感和心理控制点概念相关，如果患者认为疼痛管理是做不到的，或者在自己的控制范围之外，就很可能导致或加剧患者面对疼痛时的被动性、无效应对和抑郁症状。

虽然习得性无助的概念似乎肯定了抑郁是慢性疼痛的潜在后果[4]，但也有证据表明，抑郁障碍患者罹患慢性疼痛的风险更高，并可能由疼痛导致更严重的功能障碍[5]。换句话说，疼痛－抑郁关系的先后发生顺序尚不清楚，但二者共病是肯定的，因为有大约一半的慢性疼痛患者表现出显著的临床抑郁症状[6-8]。患有最常见的持续性疼痛－慢性腰痛的患者，其抑郁障碍的患

病率也更高 [9-11]。

患有慢性疼痛共病抑郁的患者通常被认为是"棘手的"，这种认知可能会无意中导致医护人员消极的反移情。同时，患有慢性疼痛共病抑郁的患者在疼痛管理方面的表现更差 [12]，医护人员的看法或其他与患者相关的因素在多大程度上造成了这一障碍尚不清楚。尽管如此，慢性疼痛患者的抑郁令人担忧，不仅因为它影响患者的健康和生活质量，更因为它是自杀的风险因素。

在普通人群中，自杀是第十大死因 [14]，并且令人担忧的是，在过去的 10 多年里，美国全国范围内的自杀人数一直在稳步上升 [15]。慢性疼痛患者的自杀率更高 [16,17]，一篇文献综述表明，慢性疼痛患者的自杀风险是普通人的两倍 [13]。患者渴望从疼痛中解脱，但在日常生活中感到绝望和无助是导致慢性疼痛患者自杀风险上升的心理过程 [13]。其他学者发现，慢性疼痛患者的大脑奖赏回路也发生了变化，可能增加了自杀倾向的易感性 [18]。正是出于这些原因，慢性疼痛被视为临床医生评估自杀风险时应探寻的常见风险因素 [19]。大部分自杀致死者在死亡前几个月内曾在他们的初级保健医生或社区全科医师那里就诊 [20,21]。因此，医护人员在评估抑郁和自杀方面处于有利地位，可以充当患者和精神科专家之间的重要枢纽。

临床医生情境：知道如何及何时评估抑郁和自杀意念

向患者询问抑郁症状很可能会让他们感到不舒服，更不用说直接询问自杀意念了。事实上，初级保健医生只在36%出现抑郁症状的患者中探寻自杀意念，如果患者不直接要求接受症状治疗，如抗抑郁治疗，这一比例会进一步降低[22]。当提到这个话题时，医生通常会在摄入性会谈中询问一个简短的关于自杀意念的封闭式问题（例如，"今天有没有想要伤害自己的想法"）。这样的提问在已知共病精神障碍的患者的随访中流于形式（例如，在核对电子医疗病历时问一下）。这种问法的一个弊端是将复杂的、存在潜在多面性的问题简化为回答"是或否"的问题。如果患者回答"否"，医患双方将停止围绕这一问题的讨论，这可能会导致临床医生错误地认为现在可以把抑郁和自杀意念从临床关注范围中移除[23]。

医生与患者探讨抑郁和自杀意念的比例相对较低，这可能是由于对将要发生的事情感到恐惧。以下是医生在评估患者是否有自杀意念时可能会出现的一些常见想法。

"如果我问起有关自杀意念的话题，患者会感到被冒犯。"事实上，有研究表明，当医生询问患者是否有自杀意念时，患者对医生照护的评价更高[24]。更重要的是，处理好患者的自杀风险和自杀意念预示着其抑郁症状将在6个月后得到缓解[24]。探讨自杀意念是以患者为中心的，展示了医生对患者的关心，从而巩固了治疗联盟。

"如果我提及自杀，他们可能会认为这不失为一种选择。"一种常见的误解是，引入自杀的话题会带来医源性风险。换句话说，询问自杀可能会导致患者（尤其是高危患者）更深入地思考自我伤害的想法并采取行动。然而，研究一致表明，询问自杀意念与自杀意念的增加无关 [25,26]。

"如果我询问他们是否有自杀倾向，他们回答'是'，我该怎么办？"临床医生担心的原因可能有以下两方面。

首先，当患者有自杀意念时，临床医生可能对自己有效地引导进一步的风险评估和鉴别分类的能力没有信心。产生的后果就是医生可能会回避这个话题，或者在询问患者有关自杀意念的问题时本能地引导其给出否定的答案。例如，医生反问患者"你没有自杀的感觉，是吗"可能传递出"是"为正确答案，并且传递出医生可能不接受其他任何答案的信号 [27]。此外，医生用"好的"来回应患者的否定回答也会强化这样一种观念，即在医患关系中，这是一个禁忌问题 [27]。

其次，临床医生可能会预料到，如果患者有自杀倾向，那么要从已经很紧张的时间安排中抽出时间来处理这个问题，并确定最佳的照护模式，成本会很高。这种担忧更可能源于对"未知事物"及在抑郁和 / 或自杀筛查阳性时自我处理能力不足的恐惧。初级保健医生通常精通疾病分类和鉴别诊断，其自杀风险评估的诊断方式大致相同。事实上，认为自己更有能力处理自杀意念的初级保健医生更愿意与患者探讨这一问题 [28]。通过掌握更多风险因素、有效评估抑郁和自杀意念的方法，以及通过心理健康转介增加对患者的照护，你将在与患者解决这些问题时更加得心应手。

有效评估慢性疼痛背景下的抑郁和自杀问题

确定是否存在自杀意念是至关重要的一步 [23,29]。提问的措辞应该允许患者更开放地做出回答，而不能有医生施加的隐形限制。例如，以支持性的方式提出问题（"有些人感到希望渺茫，疼痛让他们觉得生活不再有意义，你也有这样的感觉吗"）[27] 可以使患者内在的这种感觉正常化，从而减少患者对表达它们的恐惧，并有助于医生以共情的方式处理问题，从而巩固治疗联盟。

如果患者有自杀意念，我们建议继续进行评估，从逐步询问患者的方法 [29,30] 到使用更复杂的算法进行风险分层 [19]。在逐步法中，如果患者存在自杀意念，医生应该采取措施更好地了解患者自杀意念的本质。慢性疼痛患者的自杀意念可以分为被动性自杀意念和主动性自杀意念，在某种程度上前者更常见 [31]。被动性自杀意念的特征通常是感觉自己死了会更好，但没有具体的意图或计划。诸如"我希望我不在这里"或"有时我真希望我不会醒来"之类的话通常表明了对逃避或死亡的消极欲望。主动性自杀意念通常涉及个体会如何实现这种意念的想法，例如，"我想喝了那瓶药"或"我想过拿起枪结束这一切"。主动性自杀意念在风险分层中通常被认为更加紧迫，但这并不意味着医生应该忽视任何现有的被动性自杀意念。被动的求死欲望可能更多的是非确定性的自杀形式的前兆，因此是早期干预的最佳时机。

接下来，临床医生应该询问患者是否有计划将这些想法付诸行动，如果有，是否有实施计划的意图。如果患者对此有更进一步的打算，就意味着存在迫在眉睫的风险，需要更紧急的处理[19]。评估患者自杀计划和意图的关键是他们能否获得实施自杀计划的方法。在美国，大多数慢性疼痛患者和死于自杀的人用枪支[33]结束生命（53.6%）。然而，初级保健医生很少提及枪支的可得性和安全性[34]。临床医生预判关于限制枪支使用的讨论可能出现两极分化的结果，医生担心讨论后的任何建议都会遇到患者的阻抗，从而破坏医患关系[35]。但有趣的是，大多数患者自述需要且应该与医生讨论枪支问题[35]，这表明，从某种程度上讲，医生的担心是没有必要的。即便如此，在共情的背景下提出有关枪支使用的问题有助于在难以推进此类讨论的案例中拉近医生与患者的距离。使用动机式访谈策略（见第 2 章）同样可以增加患者采纳安全存放枪支建议的可能性。存放枪支的建议可以包括使用扳机锁、将枪支锁在柜子里并将钥匙交给家人或爱人保管，或者暂时将枪支转移到住宅以外的地方[36]。

过量服用阿片类药物是慢性疼痛患者的另一种自杀方法[33]。因此，临床医生还应评估患者获得处方药以外的任何阿片类药物的情况，包括询问以前开的处方药的剩余量，或者家里其他人是否经常服用阿片类药物等。阿片类药物使用剂量的建议[37]、尿液筛查频率和随访监测[38]，以及药物辅助治疗的可得性[39] 可能会减少自杀或意外过量用药的风险，尽管这些在一定程度上超出了本章的范围，但我们还是鼓励临床医生回顾相关文献。

院内的抑郁和自杀意念筛查

有些患者可能更倾向于在问卷调查上以自我报告的形式披露抑郁和／或自杀意念，而不是在面对面的访谈中[40]。有几种自我报告工具可以同时评估抑郁症状和自杀意念，而患者健康问卷（Patient Health Questionnaire-9，PHQ-9）[41] 是专门为接受初级保健的患者开发的[42]。PHQ-9 简短易用，仅 9 个项目就可以反映 DSM-5 中重性抑郁障碍的症状（见表 7.1）。PHQ-9 得分越高，表明抑郁症状越严重，10 分临界值提示存在抑郁障碍的高可能性[43]。PHQ-9 与其他 PHQ 模块［包括 7 项广泛性焦虑障碍量表（Generalized Anxiety Disorder-7，GAD-7）］均可免费获取。考虑到由慢性疼痛情境引起的焦虑也与自杀风险增加相关，因此也应该纳入评估范围[44]。

表 7.1 PHQ-9

在过去的两周里，你多久会被下列问题困扰一次（在你的答案下划 "√"）	没有	几天	一半以上时间	几乎每天
1. 做事时提不起劲或没有快感	0	1	2	3
2. 感到心情低落、沮丧或绝望	0	1	2	3
3. 入睡困难、睡不安稳或睡眠过多	0	1	2	3
4. 感觉疲倦或没有活力	0	1	2	3

（续表）

在过去的两周里，你多久会被下列问题困扰一次（在你的答案下划"√"）	没有	几天	一半以上时间	几乎每天
5. 食欲缺乏或吃太多	0	1	2	3
6. 觉得自己很糟糕、很失败、让自己或家人失望	0	1	2	3
7. 难以集中精力做事，如阅读报纸或看电视	0	1	2	3
8. 动作或说话速度缓慢到别人可以觉察，或者正好相反，烦躁或坐立不安，比平时更多地走来走去	0	1	2	3
9. 有不如死掉或用某种方式伤害自己的念头	0	1	2	3

用于医生计分

总分：_____

如果你有上述问题，这些问题在你工作、处理家庭事务或与他人相处时带来了多大困难？

没有困难	有点困难	非常困难	极度困难
□	□	□	□

注：PHQ-9 由罗伯特·L. 斯皮策（Robert L. Spitzer）、珍妮特·B. W. 威廉姆斯（Janet B.W.Williams）、库尔特·科罗克（Kurt Krownke）博士及其同事开发，获得辉瑞股份有限公司的教育资助。复制、翻译、展示或转发无需许可。PHQ-9 用于筛查抑郁障碍。

PHQ-9 的最后一项通常被用作患者自杀意念的初步筛查，前人研究发现，患者在该项上的肯定回答是后续自杀行为的显著预测因素。两项大型研究发现，在 PHQ-9 第 9 项上为肯定回答的门诊患者在接下来的一年内自杀未遂和死亡的风险更高[45]，这一发现在所有年龄段都普遍适用[46]。应该注意的是，没有任何筛查或自我报告工具可以评估所有自杀风险[19]。我们建议临床医生在面对面访谈期间与患者一起浏览 PHQ-9（或任何其他筛查）的结果，并使用共情的方式逐步评估患者的自杀倾向。

在医院有组织地应对有自杀意念的患者

如果筛查结果呈阳性，并且医生通过进一步询问得知患者有自杀计划和执行该计划的意图、社会支持较差，以及可以获得致命的工具（如枪支），该怎么办？这汇聚了一系列最严重的因素，无疑让每名临床医生都感到害怕。已有的临床实践指南[19]建议，在这些高危情况下，住院治疗是维护患者安全的必要选择。如果初级保健医生享有收治权限，这将有助于对有自杀意念的患者进行适当的治疗转变，但必须有人陪同患者前往医院，如某位家庭成员（如果有时间）。如果家属不在或医生没有收治权限，可以联系急救人员将患者转移到当地的急诊科。如果患者拒绝，医生可以选择强制患者住院，但这取决于医生所在地方的适用法律[47]。一旦开始转院，在过程中最重要的就是将患者留在不能触及任何可用作自我伤害工具（利器、绳索、管子或床单 / 毯子等可以绑在一起的物品）的医院诊室内，并且应由一名工作人员陪同留观[47]。如果像这样的高风险患者不遵循医嘱离开医院，医生应立即通知当地有关部门。

为处于危险中的患者制定预案可以减少医护人员在处理此类情况时的不确定性和担忧，并使其在照护中低自杀风险的患者时有更加明确的行动步骤。此外，它还可以作为一种预防策略，尤其是针对那些经历过自杀危机事件的患者。举个例子，我们建议对患有慢性疼痛、应对能力有限、持续存在心理社会应激源的个人制订安全计划，因为这些人未来可能面临自杀风险[19]。安全计划是医生和患者之间合作的结果，患者同意在出现自杀危机时使用双方同意的积极应对策略清单。安全计划包括一系列预警信号（暗示患者何时应该实施计划）、应对策略和社会联系人（患者可以做什么，以及在感知有自杀倾向时要给谁打电话）、患者的心理健康医生或就近的紧急照护服务，以及限制使用任何致命工具的策略（例如，让家人或朋友储存枪支）[47]。在美国，最基本的资源是当地危机热线（如果有）或美国国家预防自杀生命热线。临床医生的安全计划模板和其他患者风险评估管理工具可以通过自杀预防资源中心免费获得[47]。使用标准模板可以让你和患者一起记录安全计划，并拷贝给患者一份，供他们离开医院后参考。虽然这会占用几分钟的时间，但可能会挽救一条生命。

开发一种全院范围的对策以处理有自杀风险的患者也是至关重要的。当医院全体工作人员对危机情况下的应对措施达成共识时，对患者的照护就会最富有成效。确定最近的急诊科、交通路线，以及可协助收治精神病患者的精神卫生医护人员的联系信息等办公室协议可以最大限度地减少对临床工作的干扰[47]。我们鼓励医护人员阅读并使用"基层医疗实践自杀预防工具包"（Suicide Prevention Toolkit for Primary Care Practices）中的可用资源，该工具包提供了对策和其他模板，以帮助制定个性化的办公室协议，以及获得可由你所在的诊所提供的患者教育工具。

患者情境：增加抑郁和自杀意念易感性的患者特异性因素

由于一些患者可能不会透露他们现有的自杀意念，因此临床医生必须了解这类患者的某些特征，这些特征可能会增加慢性疼痛患者抑郁或自杀意念的易感性。即使目前患者的症状不符合抑郁障碍的诊断标准，或者确实没有自杀意念，但了解其易感性将使临床医生在医患关系的整个发展轨迹中拥有更强的洞察力，更加敏锐地意识到何时采取治疗措施或在需要时进行转诊。

患者抑郁和自杀意念的风险因素可以理解为可变因素与相对稳定的因素，这意味着解决前者就可以减少患者的抑郁症状，并降低他们自杀的总体风险。

稳定因素

医护人员无法改变的风险因素通常包括社会人口学特征（如既往史、性别、社会经济或工作状况）和所经历的慢性疼痛类型[49]。在普通人群[48]和慢性疼痛患者[49]中，女性的抑郁障碍患病率通常更高；然而在普通人群中，白人男性自杀死亡的风险较高。其他风险因素包括更年轻、离婚、经历过童年创伤、曾有自杀企图，或者有至爱自杀身亡[50]。除自杀致死外，自杀意念和自杀企图在女性中似乎更常见[51]。

在考虑相似的风险因素时，慢性疼痛患者与普通人群存在一些差异。例如，有慢性疼痛的自杀者与没有慢性疼痛的自杀者相比在性别和年龄方面的差异并不大。同样，尽管因疼痛所致的失业或失能似乎会增加自杀风险[53]，但在慢性疼痛患者中，性别、婚姻状况或教育水平与自杀意念（和/或自杀企图）之间的关系仍无定论[52]。其他可能增加自杀风险的疼痛特异性因素包括睡眠问题、多种形式的疼痛、间歇性疼痛的频率，以及与疼痛相关的消极认知[52]。经历与疼痛相关的消极信念比其他稳定因素更能有效预测自杀意念[54,55]，令人鼓舞的是，这种适应不良的信念可以通过心理治疗得以改变。

可变因素

当患者在活动中受到疼痛的严重干扰时，他们可能会认为自己不再能够履行在家庭、工作场所或其他社会环境中的既定角色。通常，从责任角度来看，家庭角色可能会转变，有时甚至是戏剧性的转变，特别是在配偶或其他家庭成员高度关心的情况下。加上灾难化等消极思维模式，这可能会导致患者认为自己是他人的负担。对慢性疼痛患者来说，感觉自己的活动受限给他们带来负担并不罕见，这种感觉与抑郁障碍及各种形式的自杀有关[54]。威尔逊（Wilson）等人[55]发现，当一个人患有慢性疼痛时，认为自己是负担的想法是产生自杀意念的强预测因素，其预测能力超过了功能限制、疼痛强度和抑郁水平。因此，当患者与临床医生的交流中包含自我贬低或自感成为负担等信息时，医生应该立即评估患者的抑郁症状和自杀意念。

患者抑郁症状的严重程度和疼痛灾难化思维也是自杀意念的有力预测因素，甚至高于患者的人口统计学特征或疼痛特征，如疼痛的严重程度和持续时间[56]。同样，患者在控制疼痛时感到无助的程度（疼痛灾难化的组成部分[57]）也与自杀行为密切相关[53]。针对慢性疼痛的认知行为疗法对患者的非适应性应对策略（如灾难化）相当有效[58]。消除这些与疼痛相关的消极信念将使患者能够更有效地应对某些风险因素（如养育、社会经济状况、婚姻状况、疼痛诊断类型）。

沟通：向患者传达"学习应对慢性疼痛的方法触手可及"

我们在本章开头讨论了塞利格曼[3]关于习得性无助的概念及其在抑郁行为中的作用。自这个概念被引入的半个多世纪以来，研究者已经积累了许多行为学和脑成像数据。迈尔和塞利格曼[2]自此提出他们最初的理论在某种程度上被推翻了：逆境中的被动不是习得的；相反，一个人可以通过习得有效的对策来应对逆境，以适应环境并茁壮成长。换句话说，经历抑郁、感到无助或在生活中没有其他选择的慢性疼痛患者可以获得必要的方法，以更好地应对持续的慢性疼痛的挑战。

在经历过严重抑郁或自杀意念的慢性疼痛患者中，鲜有研究调查与心理弹性有关的患者相关的因素。在慢性疼痛患者的社区样本中，那些报告拥有能与之谈论人生重要决定的人从自杀意念中恢复的概率更高[58]。此外，乐观水平、生命意义感和疼痛接受度也有助于增加慢性疼痛患者的心理弹性[59]，而这些可以通过接纳承诺疗法得到加强[60]。

何时及如何将患者转介给心理健康专家

为慢性疼痛患者提供照护的最有效方式是合作，特定学科的干预需要多个专业人员的合作。心理学家和其他心理健康专家也不例外，他们在解决导致疼痛体验的情感和认知成分方面很专业。因此，医生不会过早地转诊患有慢性疼痛、保守治疗失败或可能正在经历情绪困扰的患者。我们建议尽早将患者转介给心理健康医生，将其作为疼痛管理综合计划的一部分，即使只是为了制定减少疼痛所带来的生理限制的行为策略（如活动节奏）。

正如本书的前言所述，你可以通过心理学或心理咨询考试委员会找到你所在诊所附近的心理学家和其他执业心理治疗师。虽然我们强调与疼痛心理医生联系的好处，但我们也认识到在某些情况下，这些专家可能不会随时有空。当你担心抑郁和（或）自杀意念时，将患者转介给任何有资质的心理健康专家是首要选择。虽然疼痛是导致患者危机的一个重要因素，但是心理健康专家可以有效地解决许多其他可变因素。我们鼓励临床医生积极主动地与当地心理医生（在社区私人诊所或较大的学术机构或医院工作）建立工作联系网络。为医院工作人员和患者准备名片或其他转诊材料可以加快转诊过程。

患者最初可能对被转诊接受心理干预有抵触情绪，他们可能会得出结论：医生认为他们的疼痛"都在他们的脑子里"，或者他们的身体症状没有被认真对待。患者的这种假设源于一种二元对立的观点，即问题要么是生理的，要么是心理的，不认为两者兼而有之。为了解决疼痛对患者生活的束缚，强调干预措施不是"非此即彼"，而是"相辅相成"是有用的。因为患者也可能同样认为他们被告知是心理问题导致了他们的疼痛主诉，而不是相反的情况（疼痛导致了心理问题）。强化"每天经历疼痛会耗尽一个人应对生活压力的能力"的观念可以证实他们的身体不适，也使同时发生的情绪困扰正常化。一些疼痛心理医生将疼痛体验类比为一个有用的等式，该等式包括身体上的感受和所体验的情绪。

$$疼痛 = 身体感觉 + 情绪困扰$$

这一类比与研究结果一致：独立的神经通路编码疼痛的负性情感效价[62]。然而，从这个简单的角度来看，患者可以理解如何通过具化痛觉（患者所理解的疼痛的生理感觉）来改变他们的疼痛，这通常是医生的目标。患者还可以看到他们的情绪或心理状态如何导致疼痛体验[63]。让我们举一个例子，假设某人在做修理工作时不小心砸伤了自己的拇指。在事故发生前后，我们可能会假设两种情况：在第一种情况下，这个人受到了上司的斥责，与配偶发生了争执，并想起了餐桌上的一叠未付账单；在第二种情况下，这个人经济状况良好，和他的配偶度过了美好的一天，也即将升职。试想在哪种情况下，这个人会感受到更剧烈的疼痛？大多数人会认为是前一种情况，甚至可能会回忆起过去的亲身经历。显然，对慢性疼痛患者来说，情绪困扰的影响要复杂得多，因为抑郁的存在会对疼痛体验产生更具实质性的影响，并削弱他们应对生活中短暂挫折的能力。

总而言之，抑郁是慢性疼痛的常见共病，经历慢性疼痛的人具有更高的自杀风险水平。初级保健医生在评估这类人群的抑郁和自杀意念，以及将个人与心理学家或其他心理医生联系起来以提供更全面的照护中处于关键地位。提前与所在地区的疼痛心理医生和其他心理医生建立联系，将在有需要时简化转诊的流程。制定临床方案以评估患者的风险和安全措施的实施可以使过程更加明朗化，减轻临床医生的焦虑，为患者提供高质量照护服务的同时保持有效的临床流程。虽然患者最初可能会抵触被转介给心理医生，但是如果能在证实其身体疼痛的同时强调其同时存在的真实的情绪困扰，并说明心理治疗的益处，就可以提高他们对心理治疗的接受度。临床医生可以向患者传达一种希望：消除由疼痛带来的情绪困扰是指日可待的。

参考文献

1. Seligman MEP, Maier SF. Failure to escape traumatic shock. *J Exp Psychol* 1967;74:1–9.

2. Maier SF, Seligman MEP. Learned helplessness at fifty: insights from neuroscience. *PsycholRev* 2016;123(4):349–367.

3. Seligman MEP. Learned helplessness. *Ann Rev Med* 1972;23:407–412.

4. Fishbain DA, Cutler R, Rosomoff HL, Rosomoff RS. Chronic pain-associated depression: antecedent or consequence of chronic pain? A review. *Clin J Pain* 1997;13(2):116–137.

5. Young Casey C, Greenberg MA, Nicassio PM, Harpin RE, Hubbard D. Transition from acute to chronic pain and disability: a model including cognitive, affective, and trauma factors. *Pain* 2008;134(1-2):69–79.

6. Fishbain DA, Goldberg M, Meagher BR, Steele R, Rosomoff H. Male and female chronic pain patients categorized by DSM-III psychiatric criteria. *Pain* 1986;26:181–197.

7. Romano JM, Turner JA. Chronic pain and depression; does the evidence support a relationship? *Psychol Bull* 1985;97:18–34.

8. Turk DC, Okifuji A, Scharff L. Chronic pain and depression: role of perceived impact and perceived control in different age cohorts. *Pain* 1995;61:93–101.

9. Krishnan K, France R, Pelton S, McCann S. Chronic pain and depression: 1. Classification of depression in chronic low back patients. *Pain* 1985;22:279–287.

10. Gallagher RM, Moore P, Chernoff I. The reliability of depression diagnosis in chronic low back pain. *Gen Hosp Psychiat* 1995;17:399–413.

11. Richardson EJ, Ness TJ, Doleys DM, Baños JH, Cianfrini L, Richards JS. Depressive symptoms and pain evaluations among persons

with chronic pain: catastrophizing, but not pain acceptance, shows significant effects. *Pain* 2009;147:147–152.

12. Bair MJ, Robinson RL, Katon W, Kroenke K. Depression and pain comorbidity—a literature review. *Arch Intern Med* 2003;163(20):2433–2445.

13. Tang NK, Crane C. Suicidality in chronic pain: a review of the prevalence, risk factors and psychological links. *Psychol Med* 2006;36(5):575–586.

14. Kochanek K, Murphy S, Xu J, Arias E. *Mortality in the United States, 2016.* NCHS data brief no. 293. Hyattsville, MD: US Department of Health and Human Services, CDC, National Center for Health Statistics, 2017.

15. Stone DM, Simon TR, Fowler KA, Kegler SR, Yuan K, Holland KM, Ivey-Stephenson AZ, Crosby AE. Vital signs: trends in state suicide rates—United States, 1999–2016 and circumstances contributing to suicide—27 states, 2015. *MMWR Morb Mortal Wkly Rep* 2018;67:617–624.

16. Fishbain DA, Lewis JE, Gao J. The pain suicidality association: a narrative review. *Pain Med* 2014;15:1835–1849.

17. Calati R, Laglaoui Bakhiyi C, Artero S, Ilgen M, Courtet P. The impact of physical pain on suicidal thoughts and behaviors: meta-analyses. *J Psychiatr Res* 2015;71:16–32.

18. Elman I, Borsook D, Volkow ND. Pain and suicidality: insights from reward and addiction neuroscience. *Prog Neurobiol* 2013;109:1–27.

19. Sall J, Breener L, Millikan Bell AM, Colston MJ. Assessment and management of patients at risk for suicide: Synopsis of the 2019 U.S. Department of Veterans Affairs and U.S. Department of Defense clinical practice guidelines. *Ann Intern Med* 2019;171(5):343–353.

20. Luoma JB, Martin CE, Pearson JL. Contact with mental health and

primary care providers before suicide: a review of the evidence. *Am J Psychiatry* 2002;159:909–916.

21. De Leo D, Draper BM, Snowdon J, Kõlves K. Contacts with health professionals before suicide: missed opportunities for prevention? *Compr Psychiatry* 2013;54(7):1117–1123.

22. Feldman MD, Franks P, Duberstein PR, Vannoy S, Epstein R, Kravitz RL. Let's not talk about it: suicide inquiry in primary care. *Ann Fam Med* 2007;5(5):412–418.

23. Silverman MM, Berman AL. Suicide risk assessment and risk formulation, part I: a focus on suicide ideation in assessing suicide risk. *Suicide Life Threat Behav* 2014;44(4):420–431.

24. Rossom RC, Solberg LI, Vazquez-Benitez G, Lauren Crain AL, Beck A, Whitebird R, Glasgow RE. The effects of patient-centered depression care on patient satisfaction and depression remission. *Fam Pract* 2016;33(6):649–655.

25. Mathias CW, Furr RM, Sheftall AH, Kapturczak N, Crum P, Dougherty DM. What's the harm in asking about suicidal ideation? *Suicide Life Threat Behav* 2012;42(3):341–351.

26. DeCou CR, Schumann ME. On the iatrogenic risk of assessing suicidality: a meta-analysis. *Suicide Life Threat Behav* 2018;48(5):531–543.

27. Vannoy SD, Fancher T, Meltvedt C, Unützer J, Duberstein P, Kravitz RL. Suicide inquiry in primary care: creating context, inquiring, and following up. *Ann Fam Med* 2010;8(1):33–39.

28. Graham RD, Rudd MD, Bryan CJ. Primary care providers' views regarding assessing and treating suicidal patients. *Suicide Life Threat Behav* 2011;41(6):614–623.

29. McDowell AK, Lineberry TW, Bostwick JM. Practical suicide-risk management for the busy primary care physician. *Mayo Clin Proc*

2011;86(8):792–800.

30. Shea SC. The chronological assessment of suicide events: a practical interviewing strategy for the elicitation of suicidal ideation. *J Clin Psychiatry* 1998;59(suppl 20):58–72.

31. Smith MT, Edwards RR, Robinson RC, Dworkin RH. Suicidal ideation, plans, and attempts in chronic pain patients: factors associated with increased risk. *Pain* 2004;111(1-2):201–208.

32. Baca-Garcia E, Perez-Rodriguez MM, Oquendo MA, Keyes KM, Hasin DS, Grant BF, Blanco C. Estimating risk for suicide attempt: are we asking the right questions? Passive suicidal ideation as a marker for suicidal behavior. *J Affect Disord* 2011;134(1-3):327–332.

33. Petrosky E, Harpaz R, Fowler KA, Bohm MK, Helmick CG, Yuan K, Betz CJ. Chronic pain among suicide decedents, 2003 to 2014: findings from the National Violent Death Reporting System. *Ann Intern Med* 2018;169(7):448–455.

34. Dobscha SK, Denneson LM, Kovas AE, Corson K, Helmer DA, Bair MJ. Primary care clinician responses to positive suicidal ideation risk assessments in veterans of Iraq and Afghanistan. *Gen Hosp Psychiatry* 2014;36:310–317.

35. Walters H, Kulkarni M, Forman J, Roeder K, Travis J, Valenstein M. Feasibility and acceptability of interventions to delay gun access in VA mental health settings. *Gen Hosp Psychiatry* 2012;34:692–698.

36. Runyan CW, Becker A, Brandspigel S, Barber C, Trudeau A, Novins D. Lethal means counseling for parents of youth seeking emergency care for suicidality. *West J Emerg Med* 2016;17(1):8–14.

37. Dowell D1, Haegerich TM1, Chou R1. CDC guideline for prescribing opioids for chronic pain—United States, 2016. *JAMA* 2016;315(15):1624–1645.

38. Im JJ, Shacter RD, Oliva EM, Henderson PT, Paik MC, Trafton JA.

Association of care practices with suicide attempts in US veterans prescribed opioid medications for chronic pain management. *J Gen Intern Med* 2015;30(7):979–991.

39. Ma J, Bao YP, Wang RJ, Su MF, Liu MX, Li JQ, Degenhardt L, Farrell M, Blow FC, Ilgen M, Shi J, Lu L. Effects of medication-assisted treatment on mortality among opioids users: a systematic review and meta-analysis. *Mol Psychiatry* 2019;24(12):1868–1883.

40. Yigletu H, Tucker S, Harris M, Hatlevig J. Assessing suicide ideation: comparing self-report versus clinician report. *J Am Psychiatr Nurses Assoc* 2004;10(1):9–15.

41. Spitzer RL, Kroenke K, Williams J. Validation and utility of a self-report version of the PRIME-MD: the PHQ primary care study. Primary care evaluation of mental disorders. Patient health questionnaire. *JAMA* 1999;282:1737–1744.

42. Spitzer RL, Williams JBW, Kroenke K, Linzer M, deGruy FV, Hahn SR, Brody D, Johnson JG. Utility of a new procedure for diagnosing mental disorders in primary care: the PRIME-MD 1000 study. *JAMA* 1994;272:1749–1756.

43. Kroenke K, Spitzer RL, Williams JB. The PHQ-9: validity of a brief depression severity measure. *J Gen Intern Med* 2001;16:606–613.

44. Sommer JL, Blaney C, El-Gabalawy R. A population-based examination of suicidality in comorbid generalized anxiety disorder and chronic pain. *J Affect Disord* 2019;257:562–567.

45. Simon GE, Rutter CM, Peterson D, Oliver M, Whiteside U, Operskalski B, Ludman EJ. Do PHQ depression questionnaires completed during outpatient visits predict subsequent suicide attempt or suicide death? *Psychiatr Serv* 2013;64(12):1195–1202.

46. Rossom RC, Colman KJ, Ahmedani BK, Beck A, Johnson E, Oliver M, Simon GE. Suicidal ideation reported on the PHQ9 and risk of suicidal

behavior across age groups. *J Affect Disord* 2017;215:77–84.

47. Western Interstate Commission for Higher Education Mental Health Program (WICHE MHP) & Suicide Prevention Resource Center (SPRC). *Suicide Prevention Toolkit for Primary Care Practices: A Guide for Primary Care Providers and Medical Practice Managers.* Rev. ed. Boulder, CO: WICHE MHP & SPRC, 2017.

48. Parker G, Brotchie H. Gender differences in depression. *Int Rev Psychiatry* 2010;22(5):429–436.

49. Fishbain DA, Goldberg M, Meagher BR, Steele R, Rosomoff H. Male and female chronic pain patients categorized by DSM-III psychiatric diagnostic criteria. *Pain* 1986;26(2):181–197.

50. Hawton K, van Heeringen K. Suicide. *Lancet* 2009;373(9672):1372.

51. Nock MK, Borges G, Bromet EJ, Cha CB, Kessler RC, Lee S. Suicide and suicidal behavior. *Epidemiol Rev* 2008;30(1):133–154.

52. Racine M. Chronic pain and suicide risk: a comprehensive review. *Progr Neuropsychopharmacol Biol Psychiatry* 2018;87:269–280.

53. Racine M, Choinière M, Nielson WR. Predictors of suicidal ideation in chronic pain patients: an exploratory study. *Clin J Pain* 2014;30(5):371–378.

54. Fishbain DA, Bruns D, Bruns A, Gao J, Lewis JE, Meyer LJ, Disorbio JM. The perception of being a burden in acute and chronic pain patients is associated with affirmation of different types of suicidality. *Pain Med* 2016;17:530–538.

55. Wilson KG, Heenan A, Kowal J, Henderson PR, McWilliams LA, Castillo D. Testing the interpersonal theory of suicide in chronic pain. *Clin J Pain* 2017;33(8):699–706.

56. Edwards RR, Smith MT, Kudel I, Haythornthwaite J. Pain-related catastrophizing as a risk factor for suicidal ideation in chronic pain. *Pain* 2006;126:272–279.

57. Sullivan MJL, Bishop SR, Pivik J. The Pain Catastrophizing Scale: development and validation. *Psychol Assess* 1995;7:524–532.

58. Morley S, Eccleston C, Williams A. Systematic review and meta-analysis of randomized controlled trials of cognitive behaviour therapy and behaviour therapy for chronic pain in adults, excluding headache. *Pain* 1999;80(1-2):1–13.

59. Fuller-Thomson E, Kotchapaw LD. Remission from suicidal ideation among those in chronic pain: what factors are associated with resilience? *J Pain* 2019;20:1048–1056.

60. Sturgeon JA, Zautra AJ. Resilience: a new paradigm for adaptation to chronic pain. *Curr Pain Headache Rep* 2010;14(2):105–112.

61. Hayes SC, Luoma JB, Bond FW, Masuda A, Lillis J. Acceptance and commitment therapy: model, processes and outcomes. *Behav Res Ther* 2006;44(1):1–25.

62. Corder G, Ahanonu B, Grewe BF, Wang D, Mark J. Schnitzer MJ, Scherrer G. An amygdalar neural ensemble that encodes the unpleasantness of pain. *Science* 2019;363:276–281.

63. Bushnell MC, Čeko M, Low LA. Cognitive and emotional control of pain and its disruption in chronic pain. *Nat Rev Neurosci* 2013;14:502–511.

拓展阅读

疼痛和抑郁

Bair MJ, Robinson RL, Katon W, Kroenke K. Depression and pain comorbidity: a literature review. *Arch Intern Med* 2003;163(20):2433–2445.

IsHak WW, Wen RY, Naghdechi L, Vanle B, Dang J, Knosp M, Dascal J, Marcia L, Gohar Y, Eskander L, Yadegar J, Hanna S, Sadek A, Aguilar-Hernandez L, Danovitch I, Louy C. Pain and depression: a systematic review. *Harvard Rev Psychiatry* 2018;26(6):352–363.

疼痛和自杀意念

Racine M. Chronic pain and suicide risk: a comprehensive review. *Progr Neuropsychopharmacol Biol Psychiatry* 2018;87:269–280.

评估自杀意念

McDowell AK, Lineberry TW, Bostwick JM. Practical suicidal-risk management for the busy primary care physician. *Mayo Clin Proc* 2011;86(8):792–800.

Western Interstate Commission for Higher Education Mental Health Program (WICHE MHP) & Suicide Prevention Resource Center (SPRC). *Suicide Prevention Toolkit for Primary Care Practices: A Guide for Primary Care Providers and Medical Practice Managers.* Rev. ed. Boulder, CO: WICHE MHP & SPRC, 2017.

第 8 章

焦虑的患者

利安娜·R.西安弗里尼

案例：焦虑的患者

"医生，如果我现在都感觉这么糟糕，我不敢想象10年后会怎么样。"

"我什么都担心——经济、健康、家人、开车，这让我睡不着觉。"

"我无法将注意力从疼痛上移开，我满脑子都在想它。"

"我这只胳膊得了复杂性局部疼痛综合征，现在动不了了——我担心情况会更糟。"

"我很紧张和紧绷，你觉得打点儿肌肉松弛剂如何？"

"我需要一些东西来缓解焦虑。"

挑战：保持对"正常的"与疼痛相关的焦虑、关于疼痛和运动的非适应性恐惧及临床焦虑障碍共病的觉察

在某种程度上，患者担心与疼痛相关的功能限制的影响是正常的。谁不会担心经济和工作稳定性的变化、就诊时间和费用的增加，或者充满未知风险和结局的医疗程序呢？即使是能坦然接受自身慢性症状的患者，也可能会担忧无法控制或预测的疼痛发作。我们知道，无论在实验研究[1]还是现实生活中，

人们更喜欢确定性而非不确定性，对不确定性的容忍程度也有所不同[2]。考虑一下与持续性疼痛状况共存的不确定性程度：诊断可能不够明确、发作时间和持续时长不可控、不能保证干预效果、慢性阿片类药物治疗的风险和效益不清晰、随着年龄增长的疼痛强度和疼痛影响的轨迹不清晰。你真的能直视患者的眼睛，然后说"这种治疗能消除你的疼痛"吗？

某些恐惧在短期内是适应性的，作为一种对特定的、可识别的、立即的威胁的情绪反应。恐惧可以保护个体远离即将发生的危险（如受伤），因为它会激发防御或保护行为——"战斗或逃跑反应"。然而，在慢性疼痛的背景下，随着时间的推移，这种逃避行为实际上会加重个体的恐惧感，因为它阻止了个体做出可能驳斥他们的疼痛信念的行为。

与恐惧相比，焦虑是一种面向未来的情绪状态，具有更模糊、更难以捉摸的关注点。我们逐渐意识到，在慢性疼痛发作前后可能存在各种异常的焦虑［例如，临床诊断包括广泛性焦虑障碍（Generalized Anxiety Disorder，GAD）、惊恐障碍（Panic Disorder）或创伤后应激障碍（Posttraumatic Stress Disorder，PTSD）］。我们应该敏感地关注侵入性思维和过度警觉（扫描潜在的威胁源），以及生理唤醒和紧张等症状的影响。这些认知、行为和生理症状可能导致失眠、疲劳、不健康的应对策略，并加剧疼痛及其他后果。

患者情境："我只是不知道如何让我的大脑停止运转"

焦虑障碍

据估计，美国每年约有 4000 万（或总人口的 18.1%）18 岁及以上的人经历某种类型的焦虑障碍[3]。焦虑障碍是一组症状，其共同特征是过度恐惧和对未来威胁的预期（已达到严重干扰个人日常生活、职业或学业功能、社会活动或人际关系的程度），或者由这些症状导致的明显的痛苦。美国精神医学学会的 DSM-5 总结了不同类型的焦虑障碍[4]，详见表 8.1。

表 8.1　DSM-5 焦虑障碍概述

焦虑障碍	一般性描述
广泛性焦虑障碍	对多个领域的一系列事件或活动的过度焦虑和担忧（焦虑性期望）；焦虑和担忧与下列症状相关：坐立不安、疲劳、注意力难以集中、易怒、肌肉紧张和 / 或睡眠紊乱
特定恐怖症	由特定物体或情境（如飞行、动物、高处）的存在或预期引起，并被个体认为是过分或不合理的显著而持续的恐惧；暴露于恐惧刺激几乎会立即引发焦虑反应，导致患者采取回避行为或伴有强烈不适的忍受行为
社交焦虑障碍	对一个或多个可能被关注的社交场合有明显的恐惧或焦虑，例如，在社交互动中与人对话、在他人面前进食或饮水，或者在他人面前表演，等等；个体害怕自己的行为或焦虑症状会受到负面评价，例如，觉得羞辱或尴尬，导致被拒绝或冒犯他人

（续表）

焦虑障碍	一般性描述
惊恐障碍	反复出现的、不可预期的惊恐发作（被定义为一种突然和离散的强烈恐惧或一段不适期，伴有心悸、出汗、颤抖、呼吸困难、胸口不适、恶心、头晕、濒死感或失控等症状；一次惊恐发作后，个体至少会在接下来的一个月里处于持续的担忧中：担心再次惊恐发作、担忧惊恐发作的影响和后果，或者与惊恐发作有关的明显行为改变；惊恐障碍可以在有或没有场所恐怖症的情况下被诊断
场所恐怖症	在以下两种或多种情境中表现出明显的恐惧或焦虑：乘坐公共交通工具、处于开放空间、处于封闭场所、排队或处于人群中、独自外出；个体害怕或回避这些情境，这种恐惧与该情境所带来的实际危险和社会文化背景不成比例

创伤后应激障碍（PTSD）尽管与焦虑和预期恐惧有关，但 DSM-5 已不再将其归类为焦虑障碍。PTSD 是一种由经历或目睹创伤事件引发的精神障碍。症状包括闪回、梦魇、无法控制的侵入性思维和对事件的回忆、警觉性提高（容易产生惊跳反应）、失眠、注意力不集中、疏离，以及思维和情绪的负性改变等。个体可能会竭力避免对痛苦事件的回忆。

躯体形式障碍（Somatic Symptom Disorder，SSD）是临床实践中可能遇到的另一种 DSM-5 诊断。它不属于焦虑障碍，但具有以下特征：

● 令人痛苦或导致严重功能紊乱的躯体症状；
● 与躯体症状相关的过度想法、感觉或行为，表现为与症状严重性不成比例的过多和持续的想法，对健康或症状的持续高焦虑，以及对这些症状或健康问题投入过多的时间和精力。

伴有"显性疼痛"的 SSD 特指那些躯体主诉主要涉及疼痛的个体。SSD 取代了之前版本的 DSM 中的三种诊断——疼痛障碍、未分化躯体形式障碍和躯体化障碍。SSD 的诊断颇具争议，批评者认为将慢性疼痛误诊为精神疾病的可能性很高[5]，但这一诊断仍然带有某种程度的污名化，而医学疾病却没有。如果你对临床实践工具感兴趣，可以使用能操作 DSM-5 标准的 SSD-12[6] 作为筛查问卷，但我们建议你在使用该诊断时保持谨慎。

一些独特的场景可能会引发慢性疼痛患者的恐惧性焦虑，并干扰治疗。例如，一种对封闭空间（幽闭恐怖症）的恐惧可能导致患者无法接受磁共振成像扫描；一项元分析显示，1.2%的人因幽闭恐怖症而终止扫描[7]。幽闭恐怖症也影响患者对阻塞性睡眠呼吸暂停综合征进行持续气道正压通气（Continuous Positive-Airway Pressure，CPAP）治疗的短期和长期依从性[8]。一种对针头的特定恐惧（针头恐怖症）可能导致患者拒绝硬膜外阻滞、可的松关节注射、输液治疗、电生理检查或针灸治疗。此外，如果患者拒绝诊断性研究或特定的干预措施，可能是窘于提及自己因被简单地判断为不顺从而产生的焦虑和风险。接下来，我们将讨论另一种特定恐惧的影响——对疼痛本身的恐惧。

恐惧 – 回避模型

恐惧 – 回避模型解释了可以自我延续的恐惧思维和回避行为的一种循环模式，这会导致患者的负性结局。该模型旨在解释在受伤或手术后少数出现急性疼痛的患者如何随着时间的推移转变为慢性失能、情绪低落和不活动的状态[9-11]。图 8.1 展示了原始模型的基本要素。

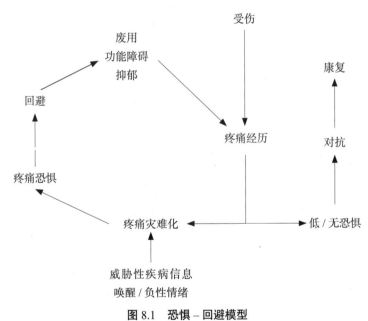

图 8.1　恐惧 – 回避模型

注：改编自参考文献[11]。

对疼痛有较少恐惧的个体（例如，"疼痛是生活的一部分""疼痛是正常衰老的一部分""我可以战胜这种挑战"）可能会坚持积极应对，通过运动来对抗疼痛，继续从事有意义的活动，重返工作岗位，并在受伤后进行适当的功能康复训练。然而，其他人可能会将疼痛理解为即将发生的对他们幸福的长期威胁，并采用适应不良的灾难化评估方式。在第 3 章，我们介绍了疼痛灾难化包含的三个因素：反刍（在疼痛预期、疼痛发作中或发作后，无法抑制与疼痛相关的想法）、夸大（对疼痛威胁的过度恐惧）和疼痛背后的无助。这种对持续或额外疼痛的恐惧可能会影响注意过程。我们都见过那些努力将注意力从疼痛上分散开来，甚至对生理症状的微小变化都显得高度警觉的患者。

负性情绪是一种体验到各种消极情绪状态的稳定倾向，涵盖一系列概念，包括特质焦虑、神经质和悲观主义（如半空杯子视角）[12]。威胁性疾病信息可能很简单，例如，"当我尝试这个伸展动作时，我的腿感觉有点儿麻"或"我的外科医生告诉我，如果我扭转身体太快，可能会瘫痪"。负性情绪和威胁性疾病信息都能引发患者对疼痛的灾难化思考。

这种恐惧会导致回避行为——"我不能工作，因为这会加剧我的疼痛""我不愿意做理疗运动，因为它们可能会让我更疼"——接下来是废用、肌肉骨骼退化、失能和情绪低落。这些因素反过来降低了患者对疼痛的耐受性，导致其高估未来活动会带来的疼痛，因此，患者越来越少地尝试克服这些局限，从而形成恶性循环。该理论模型得到了研究支持：较高的与疼痛相关的恐惧与过度警觉和不愿意参与活动有关[13]。显然，较高的疼痛严重程度或强度本身就是一种威胁性经历，驱动了逃避和回避行为，这部分解释了功能障碍。但是与疼痛本身或其他生物医学变量相比，对疼痛和/或再次受伤的恐惧通常能更好地预测功能障碍[14,15]。该模型随着时间的推移不断更新[16]并继续演变，以整合个人目标、自我调控和动机背景[17]。甚至有功能磁共振成像的证据表明，对疼痛和躯体症状负面影响的恐惧与特定脑区（如内侧前额叶皮质）密切相关[18]。

有几种工具可用于评估恐惧–回避信念。如果你注意到你的一位患者特别警觉且不愿意参加活动、表达对运动或再次受伤的恐惧（"我害怕再次伤到我的肩膀"）、拒绝参与物理治疗和/或脱离有意义的活动，除了进行抑郁筛查外，执行以下任一项评估可能都会有所帮助。建议进行评估是因为转诊接受心理干预可能最适合那些更有可能回避活动的患者。请参阅伦德伯格（Lundberg）及其同事的文献综述[19]，这篇文献综述对这些测量工具的心理测量特点进行了批判性的回顾和比较。

1. **恐动症评估量表**（Tampa Scale of Kinesiophobia，TSK）：这是最常应用的与恐惧回避相关的测量工具[11]。恐动症是指对运动和活动的一种非理性、毁灭性的恐惧，源自个体脆弱和易受伤的信念[20]。

2. **疼痛焦虑症状量表**（Pain Anxiety Symptoms Scale，PASS）：包含 20 个条目，旨在测量认知、生理和运动反应领域的与疼痛相关的焦虑，并通过临界值提供临床解释[21]。PASS 得分与灾难化思维之间存在关联。

3. **恐惧 – 回避信念问卷**（Fear-Avoidance Beliefs Questionn-aire，FABQ）：该问卷更偏向于评估目前正在工作或最近因疼痛而停止工作的患者的恐惧 – 回避信念[22]。

4. **恐惧 – 回避成分量表**（Fear-Avoidance Components Scale，FACS）：这个最新的 20 个条目的量表旨在更全面地反映恐惧 – 回避模型的各种认知行为成分，具有明确的临界分值，对临床医生非常有用[23]。

有恐惧 – 回避信念问题的患者的分类亚型已被提出[24]。患者可能表现出症状和信念体系上的差异：有些患者是受到信息误导而感到害怕；有些患者根据过去的经验学会了回避疼痛；有些患者因为高水平的痛苦而回避。举个例子，如果患者被临床医生告知疼痛总是预示着伤害，他们的脊柱很脆弱（"你的脊柱有 90 岁了！"），那么患者可能会变得非常警觉，只愿意以有限的方式尝试痛苦的活动。治疗可能涉及解剖学和神经系统的基本心理教育，以及通过逐步锻炼恢复对脊柱或受伤的身体部位康复的信心。相反，"情感回避者"可能会将他们的信念建立在对疼痛歪曲的理解上（如灾难化）；这类患者需要更深入的认知治疗来解决被情绪掌控的信念。

有趣的是，研究表明，临床医生本身是中度恐惧回避者[25]，不受专业知识的影响，在各个医学学科中都表现出显著的一致性。这种无意识的偏见可能会影响我们提出的建议[26]。思考一下你个人的疼痛信念，以及它们如何塑造你的临床互动。你更

倾向于推荐卧床休息还是进行锻炼？你写限制复工的速度有
多快？你是使用符合生物医学观点的术语，如"消除"或"治
愈"疼痛，还是倾向于使用更全面的术语，如"管理"或"征
服"疼痛？

非病理性担忧也会影响疼痛和健康

尽管病理性担忧是广泛性焦虑障碍的核心特征，但非病
理性担忧仍能影响慢性疼痛。早期对担忧的描述是"试图在心
理上解决一个结果不确定且可能导致一个或多个负面结果的问
题"[27]。担忧是一种常见的、本质上正常的过程——我们都体验
过"如果……会怎么样"的大脑时空穿越，它实际上通过对未
解决的威胁保持警觉带来好处，让我们聚焦于问题解决策略[28]。
埃克尔斯顿（Eccleston）及其同事描述了担忧与慢性疼痛之
间的关系，并提出了一个在错误的问题解决背景下的慢性疼痛
模型[29]。

为了能够共情"有压力"或"压力过重"的患者，请回
想一下你在医学院、护理学院或研究生院接受的训练，将索
引卡片笔记"应激"视为受到威胁的体内平衡状态，以及汉
斯·塞利（Hans Selye）的一般适应综合征学习理论[30]。回
想一下交感神经（"战斗、逃跑、僵住"）与副交感神经（"休
息和消化"）活动的示意图，以及下丘脑 – 垂体 – 肾上腺
轴（Hypothalamic-Pituitary-Adrenal，HPA）的作用。汉尼拔
（Hannibal）和比肖普（Bishop）总结了交感肾上腺素能儿茶酚

胺和神经内分泌激素（如皮质醇）失调对炎症过程和疼痛的影响[31]。我们建议感兴趣的读者阅读关于边缘系统功能连接和调控应激反应基因多态性的全面的文献综述[32, 33]。

临床医生情境：焦虑的患者有疼痛增加、阿片类药物滥用和协同镇静剂／多重用药负担的风险

考虑焦虑与疼痛之间的联系

焦虑和慢性疼痛经常同时存在，发生率估计值不尽相同。但有一项研究发现，在慢性肌肉骨骼疼痛的初级保健患者样本中，有 45% 的患者至少有一种焦虑障碍的筛查结果为阳性[34]，并且随着共病焦虑障碍数量的增加，患者的疼痛、功能和其他与健康相关的生活质量评分也更差。其他研究发现，20% 的慢性腰痛患者同时患有广泛性焦虑障碍[35]，而在接受介入性疼痛治疗的人群中，有 40% 的人广泛性焦虑障碍筛查为阳性（相比之下，非患者对照组的阳性筛查率为 14%）[36]。当患者因工伤、烧伤或车祸等创伤事件导致慢性疼痛时，他们的创伤后应激障碍的患病率很高，评估结果通常在 30%～50%[37-39]。两项大样本研究发现[40,41]，与没有慢性疼痛的人群相比，颈部和／或腰部疼痛的人更容易患上各种类型的焦虑障碍（除了无惊恐发作的场所恐怖症外）。其中，广泛性焦虑障碍和创伤后应激障碍的比值比（Odds Ratio，OR 值）最高。

与没有焦虑障碍的患者相比，焦虑的患者在多重疼痛、与疼痛相关的功能干扰、心理及其他与健康相关的生活质量指标方面的结果明显更差。焦虑还会影响患者对治疗的反应，创伤后应激障碍和广泛性焦虑还与因脊髓电刺激失败而导致植入装置移出的高发生率有关[42]。一项大型跨学科疼痛康复计划的研究结果显示，虽然慢性疼痛和焦虑共病的患者在接受该项目后，其功能得到了改善，但是他们的结果比没有焦虑障碍的患者要差[43]。人们可以理解，与焦虑障碍相关的慢性唤醒和注意力警觉可能会消耗患者的精力和资源，削弱他们参与康复和坚持治疗的动机。

此外，当抑郁和焦虑共存时（这种情况经常发生），疼痛会加剧，共病会对患者的日常活动造成更大的干扰：功能障碍的天数增加，医疗保健的费用增加，与健康相关的生活质量下降[44,45]。一项有趣的"先有鸡还是先有蛋"的纵向研究表明，在疼痛专科门诊接受慢性疼痛治疗的患者的抑郁和焦虑的综合症状可以预测其未来的疼痛强度及与疼痛相关的功能障碍，但疼痛变量不能反过来预测其未来的情绪变化[46]。

用以解释慢性疼痛和焦虑障碍高共病性的理论模型和机制已被提出[47]，以下是值得注意的两点。

- **"共同易感性"**：受遗传影响的个体差异因素（例如，低警报或低交感神经失调阈值、高损伤易感性）使个体在暴露于特定环境条件（例如，创伤意外或身体伤害）下时易产生焦虑和慢性疼痛。

- **"相互维持"**：焦虑的生理、情绪和行为成分，通过诸如创伤提示、注意力、推理偏差或因对症状的认知需求而限制使用适应性策略等途径，维持或加剧疼痛症状，反之亦然。

最后，神经影像学使我们能够深入了解与疼痛的情感方面有关的脑区，如杏仁核[48]。

考虑焦虑和阿片类药物滥用之间的联系

研究表明，精神障碍诊断通常与滥用处方药和患物质使用障碍的可能性增加有关[49-51]，尤其是阿片类处方药的非医疗使用[52,53]。研究发现，在使用阿片类药物治疗慢性疼痛的患者中，与被归类为低精神疾病共病组的患者相比，被归类为高精神疾病共病组的患者明显更年轻、服用阿片类药物的时间更长、提示异常用药行为的阿片类药物风险评估得分更高，以及异常的尿液毒理学筛查频率更高[54]。一项横断面研究发现，在被筛查出广泛性焦虑阳性的慢性疼痛患者中，有 50% 的人同时被筛查出阿片类药物滥用阳性，而在没有焦虑的慢性疼痛患者中，这一比例仅为 10%[55]。

一项纵向研究试图解决心境 / 焦虑障碍和阿片类物质使用障碍的时间顺序——换句话说，是先前存在的精神障碍会导致阿片类处方药的非医疗使用，还是心境 / 焦虑障碍是阿片类处方药非医疗使用的后果? [56] 不出所料，研究发现了多重途径的证据。

1. 焦虑障碍存在于基线时有阿片类药物非医疗使用和无既往精神病史的患者中（与以往的研究结果一致 [57]）。
2. 基线时有心境障碍的患者发展成阿片类物质使用障碍的风险增加。
3. 基于遗传或环境风险的阿片类处方药的非医疗使用与心境／焦虑障碍之间存在共同易感性。

因此，研究表明，使用阿片类药物可能会导致焦虑障碍的发展。这突出了在使用阿片类药物治疗慢性疼痛患者时筛查和解决焦虑的重要性。同样明显的是，有心境／焦虑障碍的个体可能会通过非医疗途径使用阿片类药物来缓解自己的情绪症状（如"自我用药"）。

考虑焦虑、疼痛和多重用药风险之间的联系

虽然抗焦虑处方药似乎是缓解患者焦虑的最快方法，但联合使用阿片类和苯二氮卓类药物也带来了一系列挑战和风险。苯二氮卓类药物可提高抑制性神经递质 γ 氨基丁酸（GABA）的水平。阿片类 – 苯二氮卓类药物协同镇静剂过重会通过呼吸抑制造成意外的用药过量。

在对服用阿片类药物治疗慢性疼痛的个体进行的多项研究中，同时服用苯二氮卓类药物的患者经历不良后果的风险增

加，包括有证据支持的剂量反应效应所带来的与药物相关的中毒[58-60]。例如，在美国北卡罗来纳州开展的一项队列研究中，同时服用阿片类药物和苯二氮卓类药物的患者的过量用药致死率是那些仅接受长期阿片类药物治疗的患者的 10 倍[61]。指南强烈反对联合用药[62]，许多临床医生已经制定了策略，在已开具苯二氮卓类药物处方的情况下不会开始阿片类药物治疗，反之亦然。

患者通常要求使用肌肉松弛剂或睡前镇静催眠剂来治疗焦虑。请运用你自己的临床判断，记住镇静剂的风险，并将这些患者的要求视为进一步探究患者的症状及其当前应对技能的线索。例如，如果焦虑令患者彻夜难眠，那么这是一个询问他们睡眠卫生的提示，你可以建议使用认知或行为类的应对技巧（如通过睡前正念练习来应对白天的"焦虑期"），而不是立即开安眠药处方。如果患者的主诉是由压力导致的紧张或肌肉紧绷，那么在添加镇静肌肉放松剂之前，深呼吸或渐进式肌肉放松技巧可能值得一试。必要时，非苯二氮卓类药物可以治疗焦虑，包括选择性血清素再摄取抑制剂（Selective Serotonin Reuptake Inhibitor，SSRI）或血清素 – 去甲肾上腺素再摄取抑制剂（Serotonin-Norepinephrine Reuptake Inhibitor，SNRI）。一些医务人员也使用药品说明书标识以外的羟嗪或 β 受体阻滞剂（如阿替洛尔）来治疗焦虑，不过在与阿片类药物联合使用时要注意由镇静剂带来的风险。

沟通："保持冷静，坚持下去"

　　首要的一点是给自己减压。你不需要突然变成疼痛心理医生才能帮助你的患者应对压力、恐惧或焦虑。就你而言，能够识别患者的症状并进行恰当的情绪筛查是做出适当转诊或给出自我管理建议的重要步骤。关于如何向社区心理学家转诊的指导，请参阅第 7 章。

　　对慢性疼痛患者的焦虑障碍或非病理性的"应激"或"担忧"进行的有效非药物治疗，通常是由心理咨询师或心理学家使用认知行为疗法和 / 或接纳承诺疗法技术来实现的。如果你大致熟悉这些治疗方法，你就可以更好地解释它们的有效性，并增加患者遵循转诊建议的可能性。关于循证心理治疗模式的一般概述，请参阅第 2 章。这些都是自我管理的途径，符合强调患者在其自身的医疗保健中扮演积极和负责任的参与者角色的范例。

　　例如，一名心理治疗师在面对恐惧 – 回避的患者时可能使用认知行为疗法来解决患者不切实际的恐惧、测试其害怕的最坏情况发生的可能性、重构其灾难化信念并正视其回避行为。这位患者可能被要求设计一个恐惧等级，将他害怕的运动和活动从最不害怕到最害怕进行排序。通过隐蔽地想象排练这些运动和活动，并让患者暴露于这些运动和活动，患者会逐步面对恐惧等级以测试自己的极限，并将感知到的"危险区"的运动和活动转回"安全区"。与患者的物理治疗师合作可以更有效地做到这一点，因为非心理学家可以提供循序渐进的练习和心理教育[63]。

接纳承诺疗法还可以帮助患者找到一条回归更有意义的生活的路径。对患有疼痛和焦虑的患者而言，采用接受承诺疗法可能会聚焦于探索他们的价值观（例如，"我有很强的职业道德""我希望作为一个忠诚的朋友被人记住"），并增强他们追求与他们最珍视的价值观一致的活动的动机。

正念减压（Mindfulness-Based Stress Reduction，MBSR）是另一种有前景的干预措施。它最初由卡巴金（Kabat-Zinn）开发[64]，是一种基于团体的干预，其核心是利用正念练习来提高对思想、感觉和情绪的觉察。教授自我调节的策略被用来促进个体对压力形成健康且适应性的反应。正念可以帮助有慢性疼痛的个体释放对由慢性疼痛引起的丧失的哀伤（例如，经济稳定性、社会互动、自发行为、行动自如和计划能力），并提高接受度。正念冥想与神经内分泌和免疫变化有关，例如，循环系统内的 C 反应蛋白（CRP）水平降低可能对慢性疼痛患者有好处[65,66]。

运动也有抗焦虑作用，虽然对慢性疼痛患者来说，这更像一种"强行推销"。如果患者因疼痛或病理限制无法参与剧烈或高强度的运动，那么阻力训练、瑜伽和太极拳已被证明是合理且有效的替代性选择[67]。

除了参考心理治疗、物理治疗或健身项目外，你还可以成为一位"有天赋的业余爱好者"［借用医学博士道格·古雷

（Doug Gourlay）的一句话］，当患者出现焦虑时，你可以使用一些基本的技巧让患者冷静下来，这样患者就会更容易接受你分享的关于他们的诊断或治疗选择的信息。

什么话不该说

- "好吧，别再担心了！"
- "放松一下"或"冷静下来"。引用一句网络上流行的话："在关于冷静的历史上，从来没有人是在被他人告知要冷静时冷静下来的。"
- "哦不！椎间盘退行性疾病真的很可怕！你最好停止移动，否则它将会更糟。"注意不要在不经意间灌输灾难化的思维模式、对病情的严重程度给出错误的信息，或者提倡过多的卧床休息。

一般性建议

在你的候诊室里创造一个平静的环境。

- 尽管在诸如儿童牙科等环境中，分散注意力作为一种治疗技术以多种形式被使用，但其对成人慢性疼痛和焦虑障碍的益处通常很短暂，分散注意力实际上被描述为一种心理逃避或回避行为。
- 诊所或医院的候诊室成为预期性焦虑的温床，患者可能感到不耐烦或匆忙，可能会因疼痛而不适，可能会反复思考预约会诊中将发生的事情，或者每当他们听到周围患者的咳嗽或鼻塞声时，就可能会担心卫生问题。焦虑会让人感觉等待的时间更长。

- 然而，一个有新鲜的植物、柔和的音乐、轻声播放的中性或轻松的电视节目和/或柔和照明的干净候诊室，可以让紧张的患者暂时平静下来。记住，有偏头痛和创伤史的患者可能会受到刺鼻的气味、强光和噪声的影响。

- 考虑升级你的阅读材料。杂乱无章的杂志看起来很乱。你可以提供一本简洁的宣传册以展示放松资源。大多数人都会携带智能手机或平板电脑，你需要友好地提醒他们限制手机通话并关闭游戏的声音。

- 对有慢性疼痛和焦虑的患者来说，不同的座椅也是一种受欢迎的缓解工具。考虑选择带扶手的椅子（方便起立）、无扶手的椅子（适合体型较大的患者），以及靠近桌子的椅子（便于完成书写，而不是不舒服地拿着写字板写字或用平板电脑录入）。

将焦虑筛查作为你的摄入性问卷包的一部分并定期随访。

- 如果你的患者似乎对运动和锻炼感到特别犹豫，你可以选择使用本章前面提到的恐惧 – 回避信念问卷。

- 7 项广泛性焦虑障碍量表[68]是一种效度良好的筛查广泛性焦虑障碍的存在及其严重程度的工具。

在你的办公室里准备一些可用的工具。

- 考虑将脊柱或关节的解剖模型放在你的身边，以帮助你解释患者的症状。不要认为所有患者都知道椎间盘长什么样，与"突出"相比，"膨出"是什么样子，或者脊髓和周围神经之间有什么区别。利用这些视觉线索结合清晰的术语进行简单教育能帮助消除诊断对患者的威胁。

- 准备一张大脑横断面图，用圆圈或颜色标记疼痛和边缘系统结构。这可以帮助你解释疼痛或焦虑如何影响大脑神经元回路，而且这些脑区可以指导患者选择最有效的治疗技术（例如，"这是杏仁核，我们通过脑成像研究知道它是一个被激活的恐惧中心。当它被激活时，疼痛会加剧，我们可能想要回避活动。我们也知道特定的技术，如放松和正念，可以抑制杏仁核的激活"。）

- 在你的手机、智能手表或办公平板电脑上安装呼吸起搏器 App，在你需要指导患者度过惊恐发作时使用。

- 准备一份精美的"睡眠卫生小贴士"，分发给因疼痛或焦虑而失眠的患者。这些内容很容易在网上找到。

对可能的恐怖症保持敏感。如果患者犹豫是否要接受检查或手术，你可以直接问："我注意到你现在已经取消了三次神经传导检查。你可以告诉我其中发生了什么吗——是时间、费用问题，还是你不喜欢打针？"

正常讨论与疼痛相关的担忧。

- 你可以用"压力"这样的术语来代替担心、恐惧和焦虑，直到你对患者的症状有更好的了解。大部分患者都会理解疼痛 – 压力双向循环的解释："如你所知，疼痛非常复杂，会通过多种不同的方式影响你的身体和生活。我们知道压力会影响疼痛强度，反之亦然——疼痛会导致生活压力。"

"告诉我你最近的压力水平。"

"你的疼痛会让你感到有压力吗？"

"你有没有注意到你的压力会让你的疼痛加剧？"

- 如果你观察到明显的焦虑迹象——当他们谈论工作时握紧拳头，谈论家庭时咬紧牙关，以及耸肩——你可以就你注意到的内容给予反馈。"我注意到当你谈到车祸时，你的声音变了，你开始像这样绞着双手。""你有没有注意到当你谈论是否要做下一次手术时，你的肩膀会抬高？"

提供有关身体的教育和有关恐惧 – 回避信念的建议，以纠正错误信息。

- "你提到你担心运动计划会让你的椎间盘退行性疾病更糟糕，我们知道脊椎退化是衰老的正常部分。腰椎退行性疾病并不是绝症，它的进展由多种因素决定，但也只是遗传方面的因素。卧床休息和避免活动并不能防止未来的退化。以下活动是安全的：脊椎小心地负重、参与你感兴趣的活动（如露营）——虽然这偶尔可能会引起暂时的疼痛加剧，但不会造成持久的伤害。"

- "背部疼痛可以分层——不仅是椎间盘和神经，还有脊柱旁肌肉的炎症和紧张，这些都可以在我们如何看待疼痛，以及我们的神经系统是否敏感的放大镜下看到。实际上，拉伸和体育锻炼可以通过放松神经系统来缓解疼痛——这就像你在教导你的身体：运动是安全的，它不必一直处于高度警觉状态。你可以慢慢开始，尝试一下。你觉得去看一位能安全且逐步地指导你完成动作的理疗师以增加你对自己身体的信心，这个建议怎么样？"

不要因为多重用药的风险立即跳到药物管理路线上。

- "你提到你会在半夜因疼痛和焦虑醒来，很难再入睡。我当然理解，你渴望有一种药物能让你好好休息。"
- "然而，考虑到你目前的阿片类药物疗程，我希望我们可以谨慎地加入其他镇静药物。我们知道许多安眠药虽然可能有助于增加睡眠时间，但并不总是能让人们获得他们需要的真正感到能休息好的快速眼动睡眠和深度睡眠。"
- "不如我们现在把处方放一放（我们可以稍后再讨论），改为在一个月或两个月的时间里真正致力于睡眠卫生和放松？"

讨论放松反应。放松工具可以触发生理上的级联反应，抵消疼痛反应。

- 每日练习正念技巧，例如，观呼吸、慈心冥想和身体扫描，反复训练身心以远离疼痛。结合感官的引导性想象练习通常需要 10~20 分钟。生物反馈辅助放松需要训练和设备来测量心率、脑电图（Electroencephalography，EEG）、皮肤电导或肌电图（Electromyography，EMG）读数。不过，你可以在诊室示范一些便捷的工具来帮助焦虑的患者。

- **箱式呼吸**，也被称为方形呼吸（见图 8.2）——呼气数 4 秒，屏住呼吸，保持肺部气体排空并数 4 秒，接着吸气数 4 秒，屏住呼吸，保持肺部充满气体并数 4 秒。然后再来一次。你可以做 3~5 次箱式呼吸作为一个快速的调整。

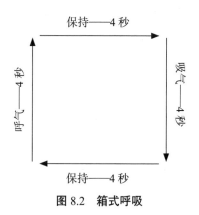

图 8.2 箱式呼吸

- **"放松三部曲"**——这是一种从头到脚的快速身体扫描，依次是下巴、肩膀和双手（松开拳头，手掌向上）的被动肌肉放松（"放下"或放松）。

- 5-4-3-2-1 **"接地技术"**——诞生于创伤咨询，常用于创伤后应激障碍患者，帮助患者重新关注当下。这种技术是利用每种感官注意周围环境的小细节。

  - ◆ 你能看到哪五样东西？

  - ◆ 你能感觉到哪四样东西？

  - ◆ 你能听到哪三样东西？

  - ◆ 你能闻到哪两样东西？

  - ◆ 你能尝到哪一样东西？

参考文献

1. Ma Q, Qui W, Fu H, Sun X. Uncertain is worse: modulation of anxiety on pain anticipation by intensity uncertainty: evidence from the ERP study. *Neuroreport* 2018;29(12):1023–1029.

2. Grupe DW, Nitschke JB. Uncertainty and anticipation in anxiety: an integrated neurobiological and psychological perspective. *Nat Rev Neurosci* 2013;14(7):488–501.

3. Anxiety and Depression Association of America. Facts & Statistics. 2018.

4. American Psychiatric Association. *Diagnostic and Statistical Manual of Mental Disorders.* 5th ed. Arlington, VA: American Psychiatric

Association, 2013.

5. Hauser W, Wolfe F. The somatic symptom disorder in DSM-5 risks mislabelling people with major medical diseases as mentally ill. *J Psychosom Res* 2013;75(6):586–587.

6. Toussaint A, Murray AM, Voight K, Herzog A, Gierk B, Kroenke K, Rief W, Henningsen P, Löwe B. Development and validation of the Somatic Symptom Disorder-B Criteria Scale (SSD-12). *Psychosom Med* 2015;78(1):5–12.

7. Munn Z, Moola S, Lisy K, Riitano D, Murphy F. Claustrophobia in magnetic resonance imaging: a systematic review and meta-analysis. *Radiography* 2015;21(2):e59–e63.

8. Edmonds JC, Yang H, King TS, Sawyer DA, Rizzo A, Sawyer AM. Claustrophobic tendencies and continuous positive airway pressure therapy non-adherence in adults with obstructive sleep apnea. *Heart Lung* 2015;44(2):100–106.

9. Vlaeyen JW, Kole-Snijders AM, Boeren RG, van Eck H. Fear of movement/(re)injury in chronic low back pain and its relation to behavioral performance. *Pain* 1995;62:363–372.

10. Vlaeyen JW, Kole-Snijders AM, Rotteveel AM, Ruesink R, Heuts PH. The role of fear of movement/(re)injury in pain disability. *J Occup Rehabil* 1995;5(4):235–252.

11. Vlaeyen JW, Linton SJ. Pain-related fear and its consequences in chronic musculoskeletal pain. Fear avoidance and its consequences in chronic musculoskeletal pain: a state of the art. *Pain* 2000;85:317–332.

12. Clark LA, Watson D, Mineka S. Temperament, personality, and the mood and anxiety disorders. *J Abnorm Psychol* 1994;103(1):103–116.

13. Eccleston C, Crombez, G. Pain demands attention: a cognitive-affective model of the interruptive function of pain. *Psychol Bull* 1999;125:356–366.

14. Crombez G, Vlaeyen JW, Heuts PH, Lysens R. Pain-related fear is more disabling than pain itself: evidence on the role of pain-related fear in chronic back pain disability. *Pain* 1999;80:329–339.

15. Zale EL, Lange KL, Fields SA, Ditre JW. The relation between pain-related fear and disability: a meta-analysis. *J Pain* 2013;14:1019–1030.

16. Vlaeyen JW, Linton SJ. Fear-avoidance model of chronic musculoskeletal pain: 12 years on. *Pain* 2012;153:1144–1147.

17. Crombez G, Eccleston C, Van Damme S, Vlaeyen JWS, Karoly P. Fear-avoidance model of chronic pain: the next generation. *Clin J Pain* 2012;28(6):475–483.

18. Ochsner KN, Ludlow DH, Knierim K, Hanelin J, Ramachandran T, Glover GC, Mackey SC. Neural correlates of individual differences in pain-related fear and anxiety. *Pain* 2006;120:69–77.

19. Lundberg M, Grimby-Ekman A, Verbunt J, Simmonds MJ. Pain-related fear: a critical review of the related measures. *Pain Res Treat* 2011;2011:494196. doi:10.1155/2011/494196

20. Kori SH, Miller RP, Todd DD. Kinesiophobia: a new view of chronic pain behavior. *Pain Manage* 1990;3:35–43.

21. McCracken LM, Zayfert C, Gross RT. The Pain Anxiety Symptoms Scale: development and validation of a scale to measure fear of pain. *Pain* 1992;50(1):67–73.

22. Waddell G, Newton M, Henderson I, Somerville D, Main CJ, A Fear-Avoidance Beliefs Questionnaire (FABQ) and the role of fear-avoidance beliefs in chronic low back pain and disability. *Pain* 1993;52:157–168.

23. Neblett R, Mayer TG, Hartzell MM, Williams MJ, Gatchel RJ. The Fear-Avoidance Components Scale (FACS): development and psychometric evaluation of a new measure of pain-related fear avoidance. *Pain Pract* 2016;16(4):435–450.

24. Rainville J, Smeets R, Bendix T, Tveito TH, Poiraudeau S, Indahl AJ. Fear-avoidance beliefs and pain avoidance in low back pain—translating research into clinical practice. *Spine J* 2011;11(9):895–903.

25. Linton SJ, Vlaeyen J, Osteol R. The back pain beliefs of health care providers: are we fear avoidant? *J Occup Rehabil* 2002;12:223–232.

26. Rainville J, Carlson N, Polatin P, Gatchel RJ, Indahl A.Exploration of physicians' recommendations for activities in chronic low back pain. *Spine* 2000;25(17):2210–2220.

27. Borkovec TD, Robinson E, Pruzinsky T, Dupree JA. Preliminary exploration of worry: some characteristics and processes. *Behav Res Ther* 1983;21:9–16.

28. Davey GCL, Tallis F, eds. *Worrying: Perspectives on Theory, Assessment, and Treatment.* Chichester, UK: John Wiley and Sons Ltd., 1994.

29. Eccleston C, Crombez G. Worry and chronic pain: a misdirected problem solving model. *Pain* 2007;132:233–236.

30. Selye H. A syndrome produced by diverse nocuous agents. *Nature* 1936;138:32.

31. Hannibal KE, Bishop MD. Chronic stress, cortisol dysfunction, and pain: a psychoneuroendocrine rationale for stress management in pain rehabilitation. *Phys Ther* 2014;94(12):1816–1825.

32. Sousa N. The dynamics of the stress neuromatrix. *Mol Psychiatry* 2016;21(3):302–312.

33. Marin EI, Ressler KJ, Binder E, Nemeroff CB. The neurobiology of anxiety disorders: brain imaging, genetics, and psychoneuroendocrinology. *Psychiatr Clin North Am* 2009;32(3):549–575.

34. Kroenke K, Outcalt S, Krebs E, Bair MJ, Wu MS, Chumbler N, Yu Z. Association between anxiety, health-related quality of life and

functional impairment in primary care patients with chronic pain. *Gen Hos Psychiatry* 2013;35(4):359–365.

35. Manchikanti L, Pampati V, Beyer C, Damron K, Barnhill RC. Evaluation of psychological status in chronic low back pain: comparison with general population. *Pain Physician* 2002;5(2):149–166.

36. Manchikanti L, Fellows B, Pampati V Beyer C, Damron K, Barnhill RC. Comparison of psychological status of chronic pain patient and the general population. *Pain Physician* 2002; 5:40–48.

37. Demyttenaere K, Bruffaerts R, Lee S, Posada-Villa J, Kovess V, Angermeyer MC, Levinson D, de Girolamo G, Nakane H, Mneimneh Z, Lara C, de Graaf R, Scott KM, Gureje O, Stein DJ, Haro JM, Bromet EJ, Kessler RC, Alonso J, von Korff M. Mental disorders among persons with chronic back or neck pain: results from the World Mental Health Surveys. *Pain* 2007;129(3):332–342.

38. Asmundson GJG, Norto G, Allerdings M, Norton P, Larsen D. Post-traumatic stress disorder and work-related injury. *J Anxiety Disord* 1998;12:57–69.

39. Hickling EJ, Blanchard EB. Post-traumatic stress disorder and motor vehicle accidents. *J Anxiety Disord* 1992;6:285–291.

40. Perry S, Cella D, Falkenberg J, Heidrich G, Goodwin C. Pain perception in burn patients with stress disorders. *J Pain Symptom Manage* 1987;2:29–33.

41. Von Korff M, Crane P, Lane M, Miglioretti DL, Simon G, Saunders K, Stang P, Brandenburg N, Kessler R. Chronic spinal pain and physical-mental comorbidity in the United States: results from the National Comorbidity Survey Replication. *Pain* 2005;113(3):331–339.

42. Patel SK, Gozal YM, Saleh MS, Gibson JL, Karsy M, Mandybur GT. Spinal cord stimulation failure: evaluation of factors underlying

hardware explanation. *J Neurosurg Spine* 2019 (Oct4):1–6.

43. Schumann M, Townsend C. Chronic pain and anxiety: a treatment outcome comparison of patients with anxiety in an interdisciplinary pain rehabilitation program. *J Pain* 2013;14(4):S94.

44. Bair MJ, Wu J, Damush TM, Sutherland JM, Kroenke K. Association of depression and anxiety alone and in combination with chronic musculoskeletal pain in primary care patients. *Psychosom Med* 2008;70(8):890–897.

45. McLaughlin TP, Khandker RK, Kruzikas DT, Tummala R. Overlap of anxiety and depression in a managed care population: prevalence and association with resource utilization. *J Clin Psychiatry* 2006;67:1187–1193.

46. Lerman SF, Rudich Z, Brill S, Shalev H, Shahar G. Longitudinal associations between depression, anxiety, pain, and pain-related disability in chronic pain patients. *Psychosom Med* 2015;77(3):333–341.

47. Asmundson GJ, Katz J. Understanding the co-occurrence of anxiety disorders and chronic pain: state-of-the-art. *Depress Anxiety* 2009;26(10):888–901.

48. Simons LE, Moulton EA, Linnman C, Carpino E, Becerra L, Borsook D. The human amygdala and pain: evidence from neuroimaging. *Hum Brain Mapp* 2014;35(2):527–538.

49. Huang B, Dawson DA, Stinson FS, Hasin DS, Ruan W, Saha TD, et al. Prevalence, correlates, and comorbidity of nonmedical prescription drug use and drug use disorders in the United States: Results of the National Epidemiologic Survey on Alcohol and Related Conditions. *J Clin Psychiatry* 2006;67(7):1062–1073.

50. Fenton MC, Keyes K, Geier T, Greenstein E, Skodol A, Krueger B, Grant BF, Hasin DS. Psychiatric comorbidity and the persistence of

drug use disorders in the United States. *Addiction* 2012;107:599–609.

51. Grant BF, Stinson FS, Dawson DA, Chou SP, Dufour MC, Compton W, Pickering RP, Kaplan K. Prevalence and co-occurrence of substance use disorders and independent mood and anxiety disorders: results from the National Epidemiologic Survey on Alcohol and Related Conditions. *Arch Gen Psychiatry* 2004;61(8):807–816.

52. Becker WC, Sullivan LE, Tetrault JM, Desai RA, Fiellin DA. Non-medical use, abuse and dependence on prescription opioids among US adults: psychiatric, medical and substance use correlates. *Drug Alcohol Depend* 2008;94:38–47.

53. Fischer B, Lusted A, Roerecke M, Taylor B, Rehm J. The prevalence of mental health and pain symptoms in general population samples reporting nonmedical use of prescription opioids: a systematic review and meta-analysis. *J Pain* 2012;13:1029–1044.

54. Wasan AD, Butler SF, Budman SH, Benoit C, Fernandez K, Jamison RN. Psychiatric history and psychologic adjustment as risk factors for aberrant drug related behavior among patients with chronic pain.*Clin J Pain* 2007;23:307–315.

55. Feingold D, Brill S, Goor-Areyh I, Delayahu Y, Lev-Ran S. Misuse of prescription opioids among chronic pain patients suffering from anxiety: a cross-sectional analysis. *Gen Hosp Psychiatry* 2017;47:36–42.

56. Martins SS, Fenton MC, Keyes KM, Blanco C, Zhu H, Storr CL. Mood and anxiety disorders and their association with non-medical prescription opioid use and prescription opioid-use disorder: longitudinal evidence form the National Epidemiologic Study on Alcohol and Related Conditions. *Psychol Med* 2012;42(6):1261–1272.

57. Schepis TS, Hakes JK. Non-medical prescription use increases the risk for the onset and recurrence of psychopathology: results from the

National Epidemiological Survey on Alcohol and Related Conditions. *Addiction* 2011;106(12):2146–2155.

58. Gressler LE, Martin BC, Hudson TJ, Painter JT. Relationship between concomitant benzodiazepine-opioid use and adverse outcomes among US veterans. *Pain* 2018;159(3):451–459.

59. Macleod J, Steer C, Tilling K, Cornish R, Marsden J, Millar T, Strang J, Hickman J. Prescription of benzodiazepines, z-drugs, and gabapentinoids and mortality risk in people receiving opioid agonist treatment: observational study based on the UK Clinical Practice Research Datalink and Office for National Statistics death records. *PLoS Med* 2019;16(11):e1002965. doi:10.1371/journal.pmed.1002965

60. Jann M, Kennedy WK, Lopez G. Benzodiazepines: a major component in unintentional prescription drug overdoses with opioid analgesics. *J Pharm Pract* 2014;27(1):5–16.

61. Dasgupta N, Funk MJ, Proescholdbell S, Hirsch A, Ribisl KM, Marshall S. Cohort study of the impact of high-dose opioid analgesics on overdose mortality. *Pain Med* 2016;17(1):85–98.

62. Dowell D, Haegerich TM, Chou R. CDC guideline for prescribing opioids for chronic pain—United States, 2016. *JAMA* 2016;315(15):1624–1645.

63. George S, Wittmer VT, Rillingim RB, Robinson ME. Comparison of graded exercise and graded exposure clinical outcomes for patients with chronic low back pain. *J Orthop Sports Phys Ther* 2010;40(11):694–704.

64. Kabat-Zinn J, Hanh T. *Full Catastrophe Living: Using the Wisdom of Your Body and Mind to Face Stress, Pain, and Illness*. New York: Random House, 2009.

65. Davidson RJ, Kabat-Zinn J, Schumacher J, Rosenkranz M, Muller D, Santorelli SF, Urbanowski F, Harrington A, Bonus K, Sheridan

JF.Alterations in brain and immune function produced by mindfulness meditation. *Psychosom Med* 2003;65(4):564–570.

66. Black DS, Slavich GM. Mindfulness meditation and the immune system: a systematic review of randomized controlled trials. *Ann N Y Acad Sci* 2016;(1):13–24.

67. Asmundson GJ, Fetzner MG, DeBoer LB, Powers MB, Otto MW, Smits J. Let's get physical: a contemporary review of the anxiolytic effects of exercise for anxiety and its disorders. *Depress Anxiety* 2013; 30(4): 362–373.

68. Spitzer RL, Kroenke K, Williams JB, Lowe B. A brief measure for assessing generalized anxiety disorder: the GAD-7. *Arch Intern Med* 2006; 166: 1092–1097.

拓展阅读

McGeary D, McGeary C, Nabity P. Treating patients with somatic symptom and related disorders. In Turk DC, Gatchel RJ (eds.), *Psychological Approaches to Pain Management: A Practitioner's Handbook.* 3rd ed. New York: Guilford Press, 2018:499–514.

Salas E, Kishino N, Dersh J, Gatchel RJ. Psychological disorders and chronic pain: are there cause and effect relationships? In Turk DC, Gatchel RJ (eds.), *Psychological Approaches to Pain Management: A Practitioner's Handbook.* 3rd ed. New York: Guilford Press, 2018:25–50.

Turk DC. A cognitive-behavioral perspective on the treatment of individuals experiencing chronic pain. In Turk DC, Gatchel RJ (eds.), *Psychological Approaches to Pain Management: A Practitioner's Handbook.* 3rd ed. New York: Guilford Press, 2018:115–137.

Vlaeyen JWS, den Hollander M, de Jong J, Simons L. Exposure in vivo for pain-related fear. In Turk DC, Gatchel RJ (eds.), *Psychological Approaches to Pain Management: A Practitioner's Handbook.* 3rd ed. New York: Guilford Press, 2018:177–204.

Wolf LD, Otis JD. Treating patients with posttraumatic stress disorder and chronic pain. In Turk DC, Gatchel RJ (eds.), *Psychological Approaches to Pain Management: A Practitioner's Handbook.* 3rd ed. New York: Guilford Press, 2018:515–529.

放松和正念冥想资源

Davis M, Eshelman ER, McKay M. *The Relaxation and Stress Reduction Workbook.* Oakland, CA: New Harbinger Publications, 2008.

Kabat-Zinn J, Hanh T. *Full Catastrophe Living: Using the Wisdom of Your Body and Mind to Face Stress, Pain, and Illness.* New York: Random House, 2009.

Siegel RD. The Mindfulness Solution: *Everyday Practices for Everyday Problems.* New York: Guilford Press, 2010.

第 9 章

愤怒的患者

丹尼尔·M.多利斯

案例：愤怒的患者

让我们讨论一下赫尔曼，一位患有长期慢性腰痛的 55 岁男性患者。他在你的照护下已坚持一年，而且在你之前，他已经看过其他几位医生。虽然他在总体上服从你的治疗计划，但他似乎从不满意，总是显得易怒、不开心。你的前台工作人员和医疗助理都担心面对他的怒容和粗鲁的举止。你的治疗建议经常被他反驳——"我已经试过了，不管用。"他的疼痛主诉有点不具体，与疼痛相关的病理也不太突出。他坚持认为你开的药不足以缓解他的疼痛，他的生活质量降低了。尽管他使用了适量的阿片类药物，但他要求你加量。当他的请求被拒绝时，他愤怒地指责你不关心他，不想帮助他，或者不相信他，并说你和他见过的"其他医生一样"。他指责你行医只是为了钱，他要求你"必须做点儿什么"。

挑战：发展自我意识，避免以毒攻毒

如果你在临床实践中还没有遇到一个"赫尔曼"，那只能说明你从事临床实践的时间还不够长。有时，愤怒的患者会让人想起《麦克白》（*Macbeth*）中的一句台词（第五幕，第五场）："生活如同痴人说梦，充满着喧哗与骚动，却没有任何意义。"然而，这样一位患者同时也有些令人不安。你可能会同时感到悲伤、内疚、恐惧和怨恨。这感觉就像患者在通过引发不恰当的反应来试图操纵你，在某些情况下，这可能是真的。

要让这样一位患者出院的冲动几乎无法避免。但是，我们可能经历过或听说过同事接诊的患者在互联网上发表片面的评论，或者向医疗委员会投诉以实施报复。潜在的诱发因素是含糊不清的诊断、未达到治疗期望、与保险公司或雇主发生冲突、被迫更换药物、失去经济来源，以及头部外伤史。

愤怒在患者决定提起法律诉讼方面也起着重要作用。如果患者感到被强迫，如果他们经历了来自临床医生的愤怒和 / 或对临床医生感到愤怒，如果他们觉得医生的动机主要出于经济原因，那么他们提起法律诉讼的可能性就会增加[1]。相反，那些表示"信任"自己医生的患者提起法律诉讼的可能性要低78%[1]。

初级保健医生也面临着遭受某些患者的暴力的风险。根据科西奥（Cosio）[2] 的统计，近75%的工作场所的攻击事件发生在医疗保健环境中[3]。63%的医生报告，在过去的一年中，他们经历过虐待或暴力，11%的医生报告他们在日常工作中经历过某种形式的言语虐待[4]。如果临床医生面对有药物寻求行为或药物使用的患者，或者没有确认患者的失能状态，那么侮辱或暴力互动的风险似乎会增加[4-6]。如果患者有暴力史、冲动控制不良和 / 或阿片类物质使用障碍史，那么暴力互动的风险可能会更高[2]。这些统计不是为了打击或恐吓医务人员；相反，展示数据仅仅是为了强调管理愤怒的患者和不稳定局势的策略的必要性，以防止事态升级。

临床医生对慢性疼痛的理解和看法会影响他们对患者行为

的解释和反应。请思考这样一位患者，他表现出平淡的情绪，但他报告的疼痛与身体检查结果不相称。他抱怨自己睡眠质量不好，不能活动。看电视和上网消耗了他醒着的时间；他担心重返工作岗位，因为他害怕再次受伤和疼痛加剧；他详细阐述了疼痛的严重程度，以及抑郁心境和焦虑状态。你对他的初始印象是什么？很可能是以下几种情况之一：（1）他在寻求药物；（2）他在装病；（3）他表现出歇斯底里的反应；（4）他是一位痛苦且不能成功应对的患者。如第2章所述，我们的自动图式和无意识的解释会影响我们的初始印象。如果不是更突出的话，对这些内在影响的敏感性在我们对愤怒和难相处的患者做出的反应中当然没有什么不同。请考虑以下两种在疼痛管理实践中并不罕见的情景。

情景 1

医生，我知道他们说磁共振成像检查没有什么新发现，也不建议再做手术。你没有听我说的话，你没有做任何事来帮助我。我疼得要命，我不能钓鱼和打猎。割草需要几个小时甚至几天的时间，我总是对我的妻子发火。你得做点什么！我真的不在乎那些指南，我已经听腻了。你为什么要因为几个害群之马而让我受苦呢？

情景 2

医生，我知道他们说癌症已经消失了，但我发誓，我感觉它还在那里。化疗和放疗很可怕，更不用说手术了。疼痛时刻提醒着我。我发现自己仍然会逃避加剧疼痛的活动，如果我能有额外的止痛药，那肯定会很有帮助，这样我至少可以享受一下生活。

为了有效应对被情绪主宰的医患互动，临床医生必须意识到自己的倾向和偏好。毕竟，医患关系是动态的，愤怒容易引发临床医生的防御，这反过来又可以作为愤怒被投射回患者身上。这是一个非常自动和本能的反应。为了了解他人表达的愤怒如何触发我们的情绪，让我们看看我们可能亲身经历的例子。你的配偶或爱人是否曾对你说过"你从不倒垃圾"或"你总是在我需要和你说话的时候打电话，你根本不在乎我要说什么"。

你注意到了什么？我们不常思考这个问题，但从另一个人嘴里发出的以"你"开头的偏激语言，以及"总是"或"从不"等极端说法，就像言语上的指责。它会立即引起防御的感觉，当这样的陈述与我们知道的不实评价（例如，"你根本不在乎"）相结合时，防御就会增加。因此，我们可能会愤怒地回应，以便将这种不实的指控"扼杀在摇篮里"。不幸的是，这很可能只会激起对方的愤怒，并使整体冲突升级。

临床医生情境：保持对自身情绪的觉察是有效解决问题的第一步

正如本书前文所述，在特定的情境下培养对自己情绪的察觉及正念可以促进有效的沟通和共情的培养，即使是在最具人际挑战性的情境下。众所周知，情感的倾向，尤其是共情，会以我们不完全能意识到的方式因时间和经验而改变。例如，共情被描述为几种类型，包括认知共情、情绪共情、特质共情和状态共情[7]。神经影像学研究发现，当被试明确地关注和评估他人的感受时，大脑会出现不同的激活模式[8]。然而，长期对医生的追踪研究显示，在独立执业之前的医疗培训期间，共情水平就开始下降了[7,9,10]。照护患者的负担、成功执业的业务需求、不断变化的规定，以及个人生活与职业生活的不平衡，肯定会增加医生保持专注于共情式沟通的难度。觉察到哪类患者会"戳你的痛处"并监控自我反应，可以节省你的时间和情绪资源，维持治疗联盟，并推动患者取得进步。

作为一名临床医生，尤其是内科医生，你需要高水平的判断力。通常，在时间紧迫的情况下深思熟虑地思考是不切实际的。加上共情水平的下降[9]，你可能会发现自己对患者的积极性和适应性态度减少、冷嘲热讽增加。这会导致医务人员同样以含有愤怒和困恼的方式回应苦恼和愤怒的患者。而能够自我调节情绪的医生可以缓解医患互动中产生的激烈情绪。此外，也有证据表明，情绪调节可能有利于更好地评估他人的疼痛。

暴露在他人的痛苦和疼痛面前自然会增加我们自身的应激反应；然而，在这种情况下，能够有效调节自身情绪的医生的应激反应似乎会减少[11]。相应地，较低的负面情绪唤醒让医生更有同理心，更有能力专注于有效解决眼前障碍的策略。

患者表达愤怒的方式可能千差万别，了解愤怒的各种迹象可以帮助你将它们用作线索，切换到一种更专注、更具自我觉察的互动模式。愤怒是一个连续谱，从轻微的沮丧到敌意甚至暴怒。有些患者会内化他们的愤怒，这可能会导致临床症状的发展或恶化。通常，这些患者可能会更间接或被动地表达他们的愤怒（例如，"随便你，反正你是医生"）或采取破坏性行为（例如，故意不服从）。另外一些患者可能直接地表达他们的愤怒，例如，在检查室用言语"发泄"。患者可能会对与诊室工作人员的互动、账单问题或你提出的治疗计划感到愤怒，后者在阿片类药物治疗中尤其常见。愤怒可能是唯一的情绪，也可能是更大问题的一部分，如轻度创伤性脑损伤、痴呆、抑郁或人格障碍。有些患者利用他们的愤怒来激起临床医生异常且可能不专业的反应，患者发现这是在看似无法控制的情况下（如他们的慢性疼痛）施加控制的一种强化手段。

在进一步讨论之前，我们要说明的重要一点是，愤怒本身不一定是坏事、错误或一种应该被禁止的情绪。愤怒是我们的情绪中非常正常的一部分，就像疼痛一样，它可以作为事情出现问题的一个重要信号。愤怒可以把我们的注意力转向真正的不公平，促使我们找到解决问题的办法，或者克服障碍以实现目标。然而，愤怒如果失控，就会损害社交、职业和心理功能，降低幸福感。失控的愤怒有几种迹象："急性子"或容易发脾气，不耐烦和坐立不安，容易生气或激动，言语失控，难以集中注意力和沉迷于某事、某人或某种情境。有时，这些行为会变得相当过分且具有破坏性。

首要任务是保护你的工作人员和患者的安全，然后是保护与愤怒患者的治疗关系，以制定有效的解决方案。当临床医生遇到一位具有破坏性且充满敌意的患者时，可以采取图 9.1 列出的一些能缓和局势的初步措施。

不要挑衅患者或与患者争论

如有必要，请回避片刻以整理思绪

后退，不要交叉双臂，在你和患者之间留出物理空间，切记不要站在患者旁边

保持冷静并给予支持

不要表现得高人一等或贬低患者

最重要的是不要触碰患者

如果患者仍然扰乱治安或在被要求后拒绝离开，请报警

图 9.1　遇到有敌意患者时的初步措施

患者情境：诱发愤怒的因素，以及愤怒如何影响疼痛

在寻求治疗的慢性疼痛个体中，愤怒并不罕见。患者对他们的疼痛管理表示不满的比例从 15% 到 42% 不等[12]。大

约 70% 的慢性疼痛患者报告有愤怒的感觉，其中 62% 的患者报告对医务人员感到愤怒，39% 的患者对重要他人感到愤怒，30% 的患者对保险公司感到愤怒[13]。患者变得愤怒和沮丧的原因有很多，包括感到被医学界抛弃和被不公平地对待、"治愈"的期望没有得到满足，以及害怕治疗性的活动会使疼痛加剧。长时间不必要的等待、医务人员拒绝安排"感觉良好"的治疗［例如，按摩或使用设备（专用床垫等）］、强制减少阿片类药物的剂量，以及一部分医院工作人员的不当反应，也可能点燃并激化患者已经存在的愤怒。涉及与受伤相关的公开法律事务（如工伤赔偿）的患者可能会认为导致他们受伤的事故是安全措施不当的结果。他们的愤怒可能与获得赔偿（经济或情感上的）的权利意识有关，表现为对报复的渴望，这种报复可能会转移到临床医生身上。

愤怒可以被广泛地理解为个体在感知到自己获得奖赏的机会受到阻碍时的情绪反应。这种感知到的奖赏可以是疼痛的缓解和对重要的生活活动的追求。当追求目标的努力受挫时，我们可能会以不同的方式愤怒地回应，这取决于我们的个性，以及我们对世界的信念和态度。这是本章的重点，但临床医生还必须在患者的异常用药行为背景下考虑其愤怒。例如，一位患者为了经济利益而改变处方，当这一目标因医生减少药物剂量或改用市场价值较低的药物而没有实现时，他可能会变得愤怒。这类患者应该与顺从的"合理的"患者区分开，他们的愤怒可能是对突然的、不可预见的、不合理的治疗变化的回应，例如，减少必要的药物剂量以降低医疗风险。

疼痛因素

在某些情况下，愤怒与特定类型的疼痛密切相关。约 10% 有关节炎、背部 / 颈部疼痛、头痛和其他慢性疼痛疾病的患者表现出愤怒，符合间歇性暴发性障碍的标准 [14,15]。有偏头痛或紧张性头痛的患者倾向于有更高的愤怒水平和更差的愤怒控制能力 [16]。其他报告指出 [12]，27% 的糖尿病神经病变患者存在愤怒情绪，而 42% 的周围神经病变患者存在愤怒情绪。敌意指标得分较高的患者倾向于抱怨胸痛 [17]，而愤怒似乎是脊髓损伤患者疼痛的一个预测因素 [18]。在癌症相关疼痛患者中，愤怒也与更大的疼痛强度和更长的疼痛持续时间相关 [19,20]。

在慢性疼痛患者中，愤怒也与更严重的肌肉紧张、更大的疼痛强度和更多的疼痛行为有关 [21]。事实上，失控的愤怒甚至与更高水平的炎症标志物有关，如 C 反应蛋白（CRP）和白细胞介素 -6（Interleukin-6，IL-6）[22]。IL-6 可以诱发肌肉和关节痛觉过敏，以及由损伤引起的痛觉过敏 [23-25]。因此，愤怒可能是疼痛的诱发、促发、加剧或延续因素。

损伤的严重程度也可能是引发愤怒的一个因素。失去第五根手指的末端或经历单节椎间盘突出手术矫正与经历瘫痪、脑外伤、截肢或其他改变生活的损伤是截然不同的。以前从事体力劳动或蓝领工作的个体往往更容易受哀伤和愤怒的影响。他们迁移技能的可能性很小，觉察到无法从事以往擅长的与"身份相关"的活动，会导致他们在情绪和心理上都受到损害。结果是，一个人可能会经历两方面的悲伤反应。一方面，患者为失去"曾经的生活"——一种有意义且功能活跃的生活——而悲伤。另一方面，患者可能会反复思考"生活本该是……"，为失去的未来计划、目标和期望而悲伤。

人格因素

最公认的愤怒理论之一是愤怒的状态－特质人格理论[26,27]。状态愤怒是指短暂的主观愤怒体验和伴随的生理唤醒，发生于个体对特定的和当前的情况做出反应时。状态愤怒的强度可以在相对较短的时间内波动和变化。特质愤怒被认为是一种独特的易怒人格倾向。具有特质愤怒的个体往往更容易被激怒，当被激怒时，个体会回以更强烈的愤怒，并以适应不良和功能较差的方式表达愤怒[26,27]。

个体自我调节愤怒的能力与其精神和身体健康相关[28]。个体可能试图通过压抑这种情绪（即"愤怒内投"）或通过直接的语言或躯体表达（即"愤怒外投"）来调节愤怒的负面体验[29]。那些特质愤怒外投的人使用的直接表达方式可能包括言语侮辱／攻击、讽刺、争论、躯体表达（如猛击、摔门），或者是我们通常所说的"发脾气"。

在疼痛的背景下，特质愤怒外投与对急慢性疼痛的敏感性增强有关[30]。大脑中处理疼痛和愤怒的皮层区域存在功能重叠，特别是在情绪加工的区域，如边缘区域[31]。此外，内源性阿片系统在调节这些区域的活动中发挥作用。因此，功能失调的阿片系统（抑制活性降低）可能是特质愤怒外投和疼痛之间的连接[31,32]。阿片类药物可以有效地控制躁动[33,34]和冲动[35]，这一观察结果支持了以上联系。此外，阿片类药物的减量或停用可能与"长期戒断综合征"有关，其中可能包括躁动[36]。

在缺乏直接表达的情况下，高特质愤怒外投可能会加剧个体的疼痛敏感性[30]，愤怒的表达能激活内源性阿片系统，导致疼痛减轻[21]。相反，当特质愤怒外投更高的个体试图压抑他们的愤怒时，他们体验到更强的疼痛反应[37]。因此，对于主要以表达愤怒为调节风格的个体，表达愤怒的行为可能是功能性和强化性的。所以，考虑到愤怒的患者正在做对他们有利的行为是有帮助的，也许是通过提供一些缓解，这是一个很难理清的循环。我们的目标不应该是帮助他们回避或压抑愤怒，而是找到更明确、更适应、更健康的愤怒表达方式。这可以在患者被转诊到疼痛心理医生或其他有资质的心理健康服务人员那里时，通过第 2 章列出的心理治疗策略来实现。

不公平感

慢性疼痛患者经常因无法参与有价值的、能提升自我的、目标驱动的活动而变得沮丧。愤怒可能源于生活质量的下降和自尊水平的降低，通常因外部的指责而产生和加剧。对于慢性疼痛患者，愤怒的对象可能包括医疗和精神健康服务人员、法律体系、保险方、雇主、重要他人，甚至全世界[13,38]。患者的愤怒也可能源于不公平感——认为伴随慢性疼痛而来的丧失是不公平且不可弥补的，并将这种不幸归咎于外部[39,40]。

在急慢性疼痛人群中，不公平感与较差的应对技能、更严重的疼痛、适应不良的疼痛行为、更严重的抑郁及较差的预后有关[39]。患者的不公平感也与更广泛和长期的应对措施有关，包括长期缺勤和重返工作岗位的可能性降低[39]。在挥鞭样损伤患者中，不公平感被确定是创伤后症状慢性化的一个独特预测因子[41]。经历更严重的不公平的患者也往往有更高的抑郁程度和更大的疼痛干扰，以及更低的生活满意度[42]。最后，在疼痛的情境中，不公平感与更高水平的疼痛灾难化和适应疼痛限制的干扰有关[43]。

有一个问题是，慢性疼痛的经历是否会导致不公平感，或者是否有些人在遇到负性生活事件时会更持久地倾向于将其解释为不公平。一些证据支持后者，有类似不公平感特质的无疼痛个体认为实验性疼痛更严重，并报告了与疼痛经历相关的更多悲伤和愤怒[44]。更具体地说，愤怒解释了不公平感和疼痛强度之间的关系，这意味着不公平感与愤怒有关，反过来又预测了疼痛的严重性[44]。在这方面，倾向于将负性生活事件解释为不公平的患者，在这些事件发生时更有可能用愤怒回应或应对。对患者来说，承认疼痛的改善可能被视为让那些负有责任的人"脱身"。以这种方式，患者可能会不自觉地将表现出更高的疼痛强度和更严重的功能障碍作为惩罚那些应该对他们所受的伤负责任的人的一种手段。

相反，尽管身处逆境，但保持一种"世界是公平的"感觉，可能会让个体在面临涉及疼痛的情况下免于过度的心理困扰。个体的精神或宗教偏好可能在形成核心正义信念、不公正的评价、公平和宽恕中发挥作用[45]。值得注意的是，在一定程度上，不顾疼痛继续追求有价值和想要的生活活动解释了疼痛、不公平感和个人的公平世界信念之间的适应性关系[45]。这似乎强化了一种观念，即就治疗目标的实际效果而言，改善功能和生活质量应优先于疼痛评级的变化。

沟通：缓解愤怒和维持治疗关系的策略

表 9.1 提供了遇到愤怒的患者时建议采取的行动和回应。

愤怒的患者会引起医务人员的一些情绪，从反射性的愤怒和沮丧到恐惧和威胁。你可以同时在行动和言语交流中采取各种策略，缓和局势并解决问题。在某些情况下，这可能相对简单。例如，一个简单的回应，像"我很抱歉这个处方不正确，我们可以马上解决它"，可能足以应对愤怒地抱怨一个简单的沟通不畅问题的患者。虽然其他案例可能更具挑战性，但根据我们的经验，大多数情况都可以通过一些"现场"问题解决技术来处理。

表 9.1　遇到愤怒的患者时建议采取的行动和回应

建议的行动	建议的回应
避免公开交流	"让我们到我的办公室（检查室）讨论一下这个问题"

（续表）

建议的行动	建议的回应
有证人	"如果你不介意，我让我的护士加入我们，也许她能帮助解决这个问题"
允许患者叙述	"你为什么不继续告诉我你的担忧呢"
不要忽视这个问题	"嗯，我当然知道你的观点可能会让人不快"
给予支持，但要有主见	"我理解这个问题，但我认为还有其他解释方法和处理方式"
提供选择	"让我列出几种选择，有些可能是可接受的，有些可能是不可接受的，但我希望你能了解这些方案，这样我们就能进行合理的讨论。我很想知道你认为怎样才能解决这个问题"
终止	"看来我们似乎无法解决这个问题。如果你愿意，我很乐意向你提供可考虑的其他临床医生（诊所）的名字，并帮助你转诊。但如果你在诊区行为得体，我将不胜感激"

当面对一位愤怒的患者时，有几种做法是有益的。避免在公开场合（例如，在诊所走廊或等候区）互动，但从保存记录、法律和安全的角度来看，在互动期间让一名诊所成员在场是一种妥当的做法。允许患者在不忽略这个问题的情况下陈述他们的担忧会传递一种共情的信息，在许多情况下，这足以缓解患者的愤怒。最后，许多与愤怒做斗争的患者可能会感到对形势缺乏控制。给患者提供可以选择的方案以解决问题，只要这些方案在临床上符合他们的治疗计划，就可以给他们一种控制感和效能感。

不幸的是，有些情况就不那么容易处理了。尤其是当患者没有觉察到其愤怒及愤怒表达方式并不恰当，或者当一个反复出现的问题干扰其功能时。提出在一些心理咨询中可能会让他们获益的建议，尤其是在患者感到愤怒时插入这种建议，可能只会火上浇油。在随后与患者的接触中，或者当患者平静下来时，提及压力、愤怒和疼痛之间的联系，可以为心理治疗转诊打开大门，让他们学习更多有用的应对策略。然而，对于有意愿的患者，你的简短干预也能有所帮助。在慢性疼痛的情况下，至少有三种方法可以处理愤怒（见表9.2）。

表9.2 处理愤怒的方法

目标	治疗策略
建立自我意识	使用心理疗法，特别是认知行为疗法，做到以下几点：（1）识别内部和外部诱因；（2）分辨愤怒时的行为；（3）认识到隐藏在愤怒爆发背后的自我否定的消极想法；（4）更好地应对生活困境；（5）解决冲突
改变患者的愤怒反应	教患者使用放松技巧（如腹式呼吸、渐进式肌肉放松），通过认知重评来改变不合理信念，解决问题和分散注意力（如锻炼或沉浸于业余爱好）
学会区分被动、被动攻击、挑衅和自信的沟通风格	提供以下方法：（1）学习如何以自信的方式表达愤怒；（2）在不伤害他人的情况下明确自己的需求；（3）保持自信而非"咄咄逼人"或要求苛刻

注：改编自参考文献[2]。

具有特定人格障碍的患者，如边缘型人格障碍或其他DSM-5中的"B类"人格特质，会被驱动着制造冲突和混乱。他们可能会蓄意破坏自己的治疗，作为让你卷入一场辩论的手段——一场你永远不会获胜的辩论。在这些情况下，设置适当的情感边界可能会让人觉得你在推卸职业责任，尤其是帮助他人的职业责任。但事实上，这将有助于患者在他们的疼痛管理计划中建立主人翁意识和自我效能感。在这些情况下，概述患者可选择的项目、说明可以及将向他们提供什么，以及将他们转诊到其他机构的意愿，可能是合适的。

与愤怒的患者互动时使用的语言也很重要。在本章开头，我们强调了当使用"你"或笼统的措辞（如"总是"或"从不"）来表达抱怨（或反驳另一个人的抱怨）时，冲突的情绪动力是如何被加强的。通常，与使用"你－表述"相比，使用"我－表述"有助于防止愤怒升级。使用"我－表述"是一种自信的沟通策略，它可以降低对方的防御性（因此是没有攻击性的），同时可以让沟通者清楚地（非被动地）陈述他们自己的需求和担忧。

当患者愤怒地表达你非但没有帮到他，还加剧了他的疼痛时，让我们比较以下两种对患者的回应。

1. "你需要冷静下来。你反应过度了。这是我的业务，我会决定什么是最好的。如果你不喜欢，你可以离开。"

2. "我看到你很沮丧，也理解你对目前的治疗不满意。但是，在这种情况下，这是我们所能提供的最好的方案了。如果你觉得有必要探索其他选择，我很乐意尽我所能提供帮助。"

根据第一种回应，患者可能会条件反射式地变得更加防御，并感到他的主诉被医生贬低和摒弃了。在第二种回应中，使用"我－表述"传递出了这样一种信息，即你只是从你的角度说话，没有对他的担忧进行判断。这也提供了一个使用共情式倾听的机会，以揭示患者愤怒的其他潜在原因。在患者看来一个较小的冲突或不便，从你的角度来讲可能是发现患者更大的压力源的一种途径。患者的行为可能反映了他的生活中其他方面的剧变，如离婚或其他人际问题、经济压力或其他心理社会压力。繁忙的门诊往往没有为医生留出整理这些问题的时间，不过让患者讲述几分钟会有所帮助。这可以为澄清一些问题提供依据，并通过转诊给疼痛心理医生继续提供帮助的机会。

有时，患者会对办公室造成严重的破坏，因此出院可能是必要的选择。这经常会遭到患者提出各种医疗事故的指控和法律诉讼的威胁。在所有情况下，重要的是以下几点：（1）在医疗记录中完整地记录这种互动；（2）提供出院信；（3）提供药物减量的指导；（4）在恰当的请求下提供转诊记录；（5）说明去何处寻求替代治疗（例如，联系当地医学协会寻找其他疼痛医生）；（6）提供在必要时寻求急救照护的指导。言语上的挑战或试图说服这样的患者很可能只会使冲突升级。有时，赢得一场拔河比赛的最好方法就是放开绳子。

与易怒的患者进行互动应尽可能地远离其他患者。一位愤怒的患者变得暴力的可能性，通常是通过被不断增加的要求、提高的嗓门、握紧的拳头、使用辱骂和亵渎的语言、坐立不安或攻击物体来预测的。你应该不惜一切代价避免与患者进行身体接触或"大声争吵"。在互动期间有另一名工作人员在场是明智的。在存在言语或肢体威胁的情况下，你应劝告患者，除非他们自己冷静下来，否则你将呼叫保安或警察。如有必要，医务人员或诊所工作人员应坚持致电权威官方，以确保各方的安全。你应该保持职业风度，但做好在需要时采取果断行动的准备。

让我们来测验一种自信的"我－表述"在这种情况下的作用，它也清楚地说明了口头或身体威胁的后果。

"我理解你的担忧，但你提高嗓门和大喊大叫并不是我们有效解决问题的方式，这会让工作人员和其他患者感到不舒服。我已经尽我所能地解释了情况。我必须请你冷静下来，否则我就要打电话给官方了。"

以下是医务人员在与患者互动时可能遇到的三种情况。案例 1 涉及一位因工受伤需要截肢的患者，他的观点也许是正确的，这一事故本来是可以避免的。案例 2 涉及一位不完全服从，还觉得自己有权改变药物的患者。案例 3 涉及一位可能因与疼痛相关的抑郁、无效应对、外部控制和无助感而产生愤怒的患者。

案例 1

患者：我反复告诉他们，有人会滑倒、跌落在这条铺设碎石的路上。我被忽视了，直到我失去了一条腿。这本来不必发生的！必须有人为此付出代价！

医生：我无法想象那会是什么样子。但你必须小心，不要被愤怒吞噬。

患者：你不明白。我觉得自己像个怪物，每个人都盯着我的假肢。孩子们犹豫要不要靠近我，因为他们似乎害怕残肢。我的妻子再也无法被我吸引了，我们离婚可能只是时间问题。

医生：我觉得你太沉迷于"读心术"和预测未来了。如果你思考得足够多，你会开始相信这是真的，也会开始退缩或变得非常多疑。

患者：所以，你认为我应该假装它没有发生。

医生：不，请让我澄清我的意思。不幸的是，你无法改变已经发生的事实，尽管这可能很不公平。但是，你可以通过如何处理它来决定它对你的影响有多大。此外，有证据表明，你的愤怒和压力会对你的疼痛产生负面影响，并影响你从治疗中获益。

这个案例是作者丹尼尔·M. 多利斯亲身经历的。患者的愤怒和"报复"的需求是显而易见的。治疗取得的进展甚微，直到案件得到合法的解决。每次取证和面谈，以及最终的审判都会激起患者的愤怒和不公平感。尽管医务人员不应该期望患者在应对方式和观点上能立即改变，但个体治疗和与妻子共同接受的咨询确实为他恢复心理社会功能提供了一些帮助。通常，我们的经验表明，患者甚至可能需要几年的时间才能完全适应他们的"新常态"。

案例2

医生：我们一直担心你是否遵守了我们的医疗协议。我认为我们需要重新评估你的治疗并考虑各项选择。

患者：我想，那意味着要停我的止痛药了。我不知道你们这些人以为自己是谁，我凭借现在所拥有的来勉强维持自身。阿片类药物流行事件惩罚了像我这样的人，而瘾君子和吸毒者却逍遥法外。而且，我已经做了我应该做的一切。

医生：我听出了你的沮丧，但你确实没有回应我们的要求来做药物筛查和药丸计数，这是我们的约定。

患者：我之前就告诉过你——我的语音信箱满了。你期待我整天坐在电话旁只等你的电话吗？我以为你希望我忙起来呢。哦，我忘了，你是名炙手可热的医生，每个人都应该欣然接受你的要求。

医生：还有一个问题是，药物筛查显示精神活性物质呈阳性。

患者：这些东西在美国许多州都是合法的。你抱怨阿片类药物危机，还不允许别人使用更安全、更有效的东西。此外，我之前告诉过你，这可能来自周围的某些吸毒的人。

医生：我明白你很生气……

患者：不，你一点也不明白！你所关心的是遵循一些愚蠢的指南。它毁掉某个人的生活这一事实无关紧要。我想，争论是没有意义的，因为你已经下定决心了。

医生：我想概述一下我思考的用于治疗的选择。如果它们不被接受，我理解你可能想要重新安排你的照护人员。如果是这样，我会尽我所能帮助你。

患者：哦，我现在明白了。所有这些只是摆脱我的一种努力。好吧，祝你好运！这没什么用。

在案例2中，患者在"寻找一场战斗"。这个场面在一定程度上通过临床医生保持冷静，同时弄清楚问题而得到缓和。参与一场就争论尿液筛查和语音信箱的口头拉锯战将适得其反，偏离了医生想让患者得到最合适的照护以管理其疼痛的总体目标。此外，医生以这种方式将选择权交还给患者。与其让患者出院并冒着被指控放弃患者的风险，不如提出一个包括物理治疗、疼痛心理治疗，还有药物调整的非常全面的治疗计划。完成这些后，两种结果中的一种会出现：（1）患者可能会同意、顺从，并朝着治疗目标取得进展；（2）患者可能会拒绝这个计划，并通过不参加随访使自己从根本上"出院"。无论是哪种结果，这个情况都得到了专业和适当的解决，没有发生不必要的对峙或冲突。

案例 3

患者：我只是不知道该怎么办。什么都无济于事！我的疼痛似乎更严重了，我睡不着。我不想和这样的人在一起。

医生：你有过泪流满面的经历吗？

患者：当然。任何像这样生活的人都会有。

医生：你有想要睡一觉再也不醒来，或者伤害自己的想法吗？

患者：如果我说我的脑海中从未有过这个想法，那我就是在撒谎。

医生：你曾经有想过要怎么做吗？

患者：还没到那个地步，但是有很多方法。

医生：是什么让你远离它？

患者：我绝不会那样对待我的妻子和孩子们。另外，在我的宗教信仰中，自杀被认为是不可原谅的。你通过这些问题想了解什么？你觉得我疯了还是怎么的？

医生：不，完全不是。但有很多抑郁的迹象。

患者：我当然很抑郁了。你不理解我的处境吗？只要摆脱这种疼痛，一切都会恢复正常。

医生：我毫不怀疑疼痛是一个很大的因素。就你的情况而言，抑郁是可以理解的，并且它正在制造痛苦并让你到达难以发挥功能的地步。

患者：所以，你觉得我需要去看心理医生吗？这就是我所需要的——另一个标签和一份账单！

医生：不完全是。但我确实认为我们需要调整你的药物。然后，我想让你帮我个忙，去看看威赫特医生。她是一名疼痛专家，帮助过我的几位患者。你只需去找她咨询一次，她也可以指导我，让我认识到能做些什么来帮助你。如果没有一些额外的指导，我们可能都会在这里做无用功。

在这个相对简短的互动中，医生已经进行了对抑郁障碍和自杀风险的基本评估。患者消除了疑虑，他的情况并不罕见，他也没有"疯"。通过特别指出威赫特医生不是一名"心理医生"而是一名疼痛专家，见她只是咨询一些问题，一些耻辱感和恐惧感被消除了。这表明这次咨询也会对医生有所帮助，因为提供者从不同角度阐述了这个请求。案例3的总体启示如下：（1）疼痛和抑郁经常共存；（2）有些治疗方法会有所帮助；（3）患者必须愿意参与。

总之，在慢性疼痛的背景下，愤怒是患者的一种常见反应，其原因多种多样。不公平感、指责或对目标没有实现的挫败感可以构成有助于愤怒发展的认知过程。对一些患者来说，愤怒的公开表达可能会因疼痛强度或疼痛感知水平的下降而加强，并发展为一种具有生物学基础的行为模式[30,31]。对另外一些患者来说，愤怒与带着慢性疼痛生活的患者的身体和情绪压力有关，这可能会被转移到临床医生身上。然而，在其他案例中，愤怒可能是一种人格障碍的表现，或者一种操纵临床医生以获得控制感的尝试。

在治疗轨迹的早期获得心理风险评估有助于识别患者的情感需求，包括愤怒。先发制人的措施，如明确就诊频率、治疗目标和执行治疗协议，可以减少患者期望的模糊性。患者不可接受的行为及其后果，无论是否与处方药的使用或医患互动有关，都应被详细说明。在我们的诊所内，我们为新患者组织了一门培训课，专门介绍临床指南和期望。

在照护愤怒的患者时，采用一种适当的互动方式对医务人员来说至关重要。变得防御、过于自信或对抗只会适得其反，破坏医患关系。在这种情况下，首要目标不是"获胜"，而是控制和稳定局势，主要关注降低诊所工作人员、其他患者，甚至愤怒患者的风险。当然，也会有一些情况不能被满意地解决，临床关系需要被解除。即便如此，我们也没有理由不以专业和共情的方式来做这件事。

参考文献

1. Fishbain DA, Bruns D, Disorbio JM, Lewis JE. What are the variables that are associated with the patient's wish to sue his physician in patients with acute and chronic pain? *Pain Med* 2008;9:1130–1142.

2. Cosio D. Anger expression and chronic pain. *Pract Pain Manag* 2018;18(3).

3. Phillips JP. Workplace violence against health care workers in the United States. *N Engl J Med* 2016;374:1661–1669.

4. Hobbs FD. Violence in general practice: a survey of general practitioners' views. *BMJ* 1991;302(6772):329–332.

5. Felton JS. Violence prevention at the health care site. *Occup Med* 1997;12(4):701–715.

6. Morrison JL, Lantos JD, Levinson W. Aggression and violence directed toward physicians. *J Gen Intern Med* 1998;13(8):556–561.

7. Newton BW. Walking a fine line: is it possible to remain an empathic physician and have a hardened heart? *Front Human Neurosci* 2013;7:233.

8. Fan Y, Duncan NW, de Greck M, Northoff G. Is there a core neural network in empathy? An fMRI based quantitative meta-analysis. *Neurosci Biobehav Rev* 2011;35(3):903–911.

9. Hojat M, Vergare M, Maxwell K, Brainard G, Herrine SK, Isenberg GA, Veloski J, Gonnella JS. The devil is in the third year: a longitudinal study of erosion of empathy in medical school. *Acad Med* 2009;84 (9):1182–1191.

10. Neumann M, Edelhäuser F, Tauschel D, Fischer MR, Wirtz M, Woopen C, Haramati A, Scheffer C. Empathy decline and its reasons: a systematic review of studies with medical students and residents. *Acad Med* 2011;86(8):996–1009.

11. Decety J, Yang CY, Cheng Y. Physicians down-regulate their pain empathy response: an event-related brain potential study. *Neuroimage* 2008;50(4):1676–1682.

12. Parkoohi PI, Amirzadeh K, Mohabbati V, Abdollahifard G. Satisfaction with chronic pain treatment. *Anesth Pain Med* 2015;5(4):e23528.

13. Okifuji A, Turk DC, Curran SL. Anger in chronic pain: investigations of anger targets and intensity. *J Psychosom Res* 1999;47(1):1–12.

14. Fishbain DA, Goldberg M, Meagher BR, Steele R, Rosomoff H. Male and female chronic pain categorized by DSM-III psychiatric diagnostic criteria. *Pain* 1986;26(2):181–197.

15. McCloskey MS, Kleabir K, Berman ME, Chen EY, Coccaro EF. Unhealthy aggression: intermittent explosive disorder and adverse physical health outcomes. *Health Psychol* 2010;29(3):324–332.

16. Perozzo P, Savi L, Castelli L, Valfrè W, Lo Giudice R, Gentile S, Rainero I, Pinessi L. Anger and emotional distress in patients with migraine and tension-type headache. *J Headache Pain* 2005;6(5):392–399.

17. Tsouna-Hadjis E, Kallergis G, Agrios N, Zakopoulosa N, Lyropoulosa S, Liakosb A, Siderisc D, Stamatelopoulosa S. Pain intensity in non-diabetic patients with myocardial infarction or unstable angina. Its association with clinical and psychological features. *Int J Cardiol* 1998;67(2):165–169.

18. Summers JD, Rapoff MA, Varghese G, Porter K, Palmer RE. Psychosocial factors in chronic spinal cord injury pain. *Pain* 1991;47(2):183–189.

19. Glover J, Dibble SL, Dodd MJ, Miaskowski C. Mood states of oncology outpatients: does pain make a difference? *J Pain Symptom Manage* 1995;10(2):120–128.

20. Sela RA, Bruera E, Conner-Spady B, Cumming C, Walker C. Sensory and affective dimensions of advanced cancer pain. *Psychooncology* 2002;11(1):23–34.

21. Burns JW, Bruehl S, Chont M. Anger regulation style, anger arousal and acute pain sensitivity: Evidence for an endogenous opioid "triggering" model. *J Behav Med* 2014;37(4):642–653.

22. Coccaro EF, Lee R, Coussons-Read M. Elevated plasma inflammatory markers in individuals with intermittent explosive disorder and

correlation with aggression in humans. *JAMA Psychiatry* 2014;71(2): 158–165.

23. Atzeni F, Nucera V, Masala IF, Sarzi-Puttini P, Bonitta G. IL-6 involvement in pain, fatigue and mood disorders in rheumatoid arthritis and the effects of IL-6 inhibitor sarilumab. *Pharmacol Res* 2019;149:104402.

24. Manjavachi MN, Motta EM, Marotta DM, Leite DF, Calixto JB. Mechanisms involved in IL-6-induced muscular mechanical hyperalgesia in mice. *Pain* 2010;151(2):345–355.

25. Ding CP, Xue YS, Yu J, Guo YJ, Zeng XY, Wang JY. The red nucleus interleukin-6 participates in the maintenance of neuropathic pain induced by spared nerve injury. *Neurochem Res* 2016;41(11):3042–3051.

26. Spielberger CD, Jacobs G, Russell S, Crane R. Assessment of anger: the State-Trait Anger Scale. In Butcher JN, Spielberger CD (eds.), *Advances in Personality Assessment*. Vol. 2. Hillsdale, NJ: Erlbaum, 1983:159–187.

27. Spielberger CD, Johnson EH, Russell S, Crane RJ, Jacobs GA, Worden TJ. The experience and expression of anger: construction and validation of an anger expression scale. In Chesney MA, Rosenman RH (eds.), *Anger and Hostility in Cardiovascular and Behavioral Disorders*. New York: Hemisphere, 1985:5–30.

28. Gross JJ. The emerging field of emotion regulation: an integrative review. *Rev Gen Psychol* 1998;2:271-299.

29. Spielberger CD, Reheiser EC, Sydeman SJ. Measuring the experience, expression, and control of anger. In Kassinove H (ed.), *Anger Disorders: Definition, Diagnosis, and Treatment*. Washington, DC: Taylor & Francis, 1995:49–67.

30. Bruehl S, Burns JW, Chung OY, Chont M. Interacting effects of trait

anger and acute anger arousal on pain: the role of endogenous opioids. *Psychosom Med* 2011;73(7):612–619.

31. Bruehl S, Burns JW, Chung OY, Chont M. Pain-related effects of trait anger expression: neural substrates and the role of endogenous opioid mechanisms. *Neurosci Biobehav Rev* 2009;33(3):475–491.

32. BruehlS, Chung OY. Parental history of chronic pain may be associated with impairments in endogenous opioid analgesic systems. *Pain* 2006;124:287–294.

33. Husebo BS, Ballard C, Cohen-Mansfield J, Seifert R, Aarsland D. The response of agitated behavior to pain management in persons with dementia. *J Geriatr Psychiatry* 2014;22:708–717.

34. Brown R. Broadening the search for safe treatments in dementia agitation a possible role for low-dose opioids? *Int J Geriatr Psychiatry* 2010;25:1085–1086.

35. Love TM, Stohler CS, Zubieta JK. Positron emission tomography measures of endogenous opioid neurotransmission and impulsiveness traits in humans. *Arch Gen Psychiatry* 2009;66:1124–1134.

36. Manhapra A, Arias AJ, Ballantyne JC. The conundrum of opioid tapering in long-term opioid therapy for chronic pain: a commentary. *Subst Abus* 2018;39(2):152–161.

37. Burns JW, Quartana P, Bruehl S. Anger management style moderates effects of emotion suppression during initial stress on pain and cardiovascular responses during subsequent pain-induction. *Ann Behav Med* 2007;34:154–165.

38. Fernandez E, Wasan A. The anger of pain sufferers: attributions to agents and appraisals of wrongdoing. In Potegal M, Stemmler G, Spielberger C (eds.), *International Handbook of Anger: Constituent and Concomitant Biological, Psychological, and Social Processes.* New York: Springer, 2009:449–464.

39. Sullivan MJ, Adams H, Horan S, Maher D, Boland D, Gross R. The role of perceived injustice in the experience of chronic pain and disability: scale development and validation. *J Occup Rehabil* 2008;18:249–261.

40. Trost Z, Vangronsveld K, Linton S, Quartana J, Phillip J, Sullivan ML. Cognitive dimensions of anger in chronic pain. *Pain* 2012;153(3):515–517.

41. Sullivan MJ, Thibault P, Simmonds MJ, Milioto M, Cantin AP, Velly AM. Pain, perceived injustice and the persistence of post-traumatic stress symptoms during the course of rehabilitation for whiplash injuries. *Pain* 2009;145:325–331.

42. Sturgeon JA, Ziadni MS, Trost Z, Darnall BD, Mackey SC. Pain catastrophizing, perceived injustice, and pain intensity impair life satisfaction through differential patterns of physical and psychological disruption. *Scand J Pain* 2017;17:390–396.

43. McParland JL, Knussen C. Catastrophizing mediates the relationship between the personal belief in a just world and pain outcomes among chronic pain. *Psychol Inj Law* 2016;9:23–30.

44. Yakobov E, Suso-Ribera C, Vrinceanu T, Adams H, Sullivan MJL. Trait perceived injustice is associated with pain intensity and pain behavior in participants undergoing an experimental pain induction procedure. *J Pain* 2019;209(5):592–599.

45. McParland JL, Eccleston C. "It's not fair": social justice appraisals in the context of chronic pain. *Curr Dir Psychol Sci* 2013;22:484–489.

拓展阅读

Cannarella Lorenzetti R, Jacques CH, Donovan C, Cottrell S, Buck J. Managing difficult encounters: understanding physician, patient and situational factors. *Am Fam Physician* 2013;87(6):419–425.

Chipidza F, Wallwork RS, Adams TN, Stern TA. Evaluation and treatment of the angry patient. *Primary Care Companion CNS Disord* 2016;18(3):10–4088/PCC.16f01951.

致谢

首先，感谢作者和译者付出的努力，疼痛管理是临床医生长期面临的治疗困境，本书的撰写和翻译有助于更多临床医生重拾由临床职业带来的价值感和意义感。

感谢支持出版这本译著的人，尤其是出版社的老师，正是你们的支持和认可，才使本书能以中文形式快速出版，方便大量外语阅读能力有限的人从本书中获益。

感谢潜在的读者，在我过去的工作经历和咨询经验中，我发现很多临床医生都需要心理学的力量进行自我疗愈、职业推进，但缺乏现实的引导。因此，在看到这本书时，我就有强烈的翻译欲望，因为我知道还有很多人可以从本书中获益。

最后，感谢我的家人和朋友，与你们在日常生活中关于躯体症状，尤其是疼痛与心理之间关系的讨论促进了我的思考。这增加了我翻译本书的动机。

戴　琴